产后避孕

CHANHOU BIYUN

张燕◎著

U0384428

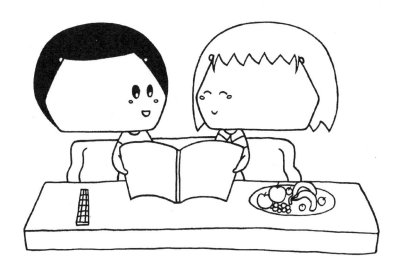

四川大学出版社

责任编辑:王天舒
责任校对:杨　果
策　　划:罗舒伦
插　　画:任　娟
封面设计:成都自然法
责任印制:王　炜

图书在版编目(CIP)数据

产后避孕 / 张燕著. —成都:四川大学出版社,
2017.11
ISBN 978-7-5690-1402-0

Ⅰ.①产… Ⅱ.①张… Ⅲ.①产褥期-避孕-方法
Ⅳ.①R169.41

中国版本图书馆 CIP 数据核字(2017)第 298525 号

书　名	产后避孕
著　者	张　燕
出　版	四川大学出版社
地　址	成都市一环路南一段 24 号 (610065)
发　行	四川大学出版社
书　号	ISBN 978-7-5690-1402-0
印　刷	成都博瑞传播股份有限公司印务分公司
成品尺寸	145 mm×210 mm
印　张	8
字　数	195 千字
版　次	2018 年 1 月第 1 版
印　次	2018 年 1 月第 1 次印刷
定　价	68.00 元

◆读者邮购本书,请与本社发行科联系。
　电话:(028)85408408/(028)85401670/
　(028)85408023　邮政编码:610065
◆本社图书如有印装质量问题,请
　寄回出版社调换。
◆网址:http://www.scupress.net

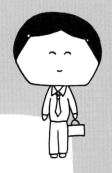

前言

　　研究表明：产后一年内女性意外怀孕的比例高达10%，其主要原因是避孕知识的缺乏。

　　产后哺乳期女性进行人工流产的风险和并发症的发生率都明显高于非产后女性。

　　因此，产后避孕是每位新妈妈重要而紧急的必修课。

　　我国的医疗机构和教育机构尚未开发产后避孕的官方课程；避孕的知识多局限于医学著作，需要读者具备较强的专业知识背景；网络上的答案参差不齐，难以辨别真假。

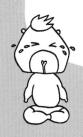

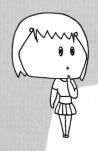

　　我们收集了产后女性最关心的一些问题，比如：
　　产后多久才能同房？
　　产后最适合采用什么避孕方法？
　　产后没来月经会怀孕吗？
　　产后吃避孕药会不会影响婴儿健康？
　　……
　　我们从广大产后女性的角度，将这些医学专业问题转化成简单易懂的通俗语言，配以轻松幽默的漫画进行演绎，寓教于乐，简化专业理论的部分，直接给出明确的答案或具体的指导，让广大产后的女性快乐学习，轻松避孕。

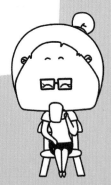

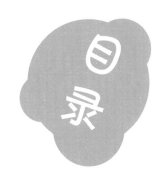

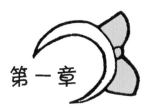

第一章

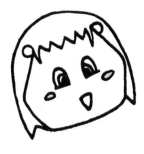

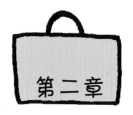

第三章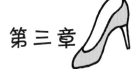

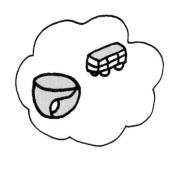

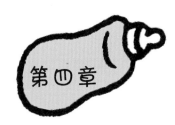

第四章

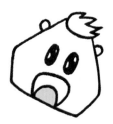

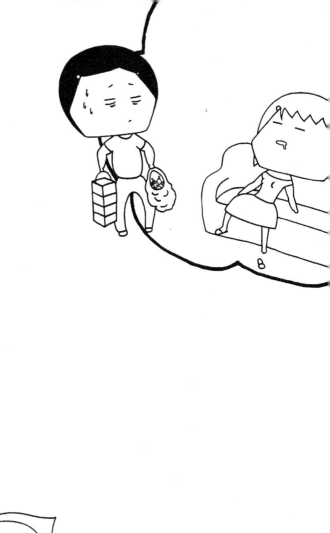
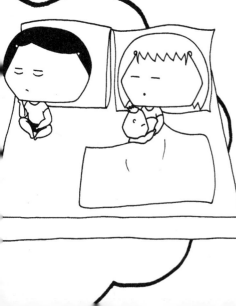

产后何时爱？

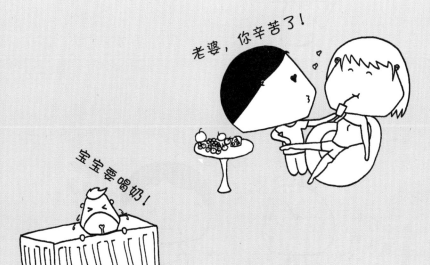

产后6周啦，恶露干净了，多久可以爱爱呢？

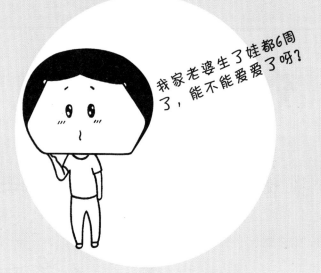

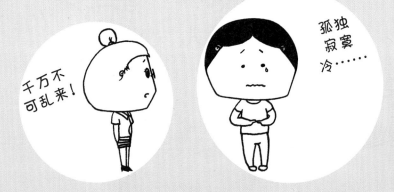

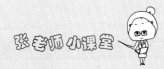

张老师小课堂

顺产

①产后4周，恶露干净。

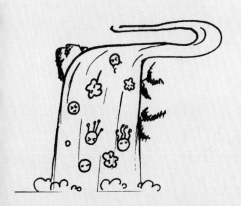

产后恶露是指子宫蜕膜脱落，血液、坏死蜕膜等组织经阴道排出。

恶露有血腥味，但是并无臭味哦！

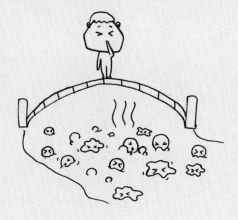

恶露没干净的情况下·同房会引起感染。

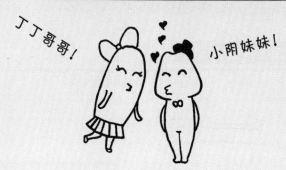

结果，第二天……

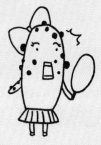

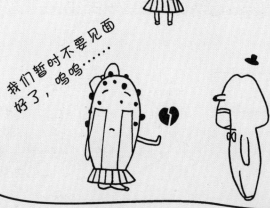

②产后6周子宫恢复正常大小，由刚刚生产后的1000克恢复到正常的50克。

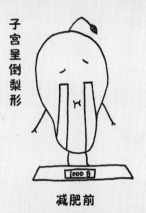

子宫呈倒梨形

减肥前

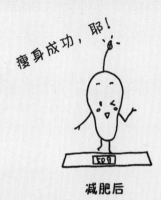

瘦身成功，耶！

减肥后

③产后6周到8周，阴道组织恢复弹性。

刚生产后的阴道组织脆性增加，弹性变差，阴道黏膜薄。

浑身无力　　　　　总是生病　　　　　身体僵硬

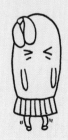
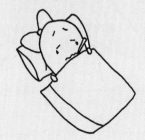
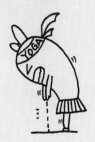

阴道组织没有恢复好的情况下同房，可能会造成阴道后穹隆裂伤，引起出血。发生这种情况需要及时就医。

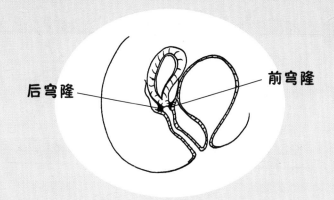

后穹隆　　　　　　　　　　　前穹隆

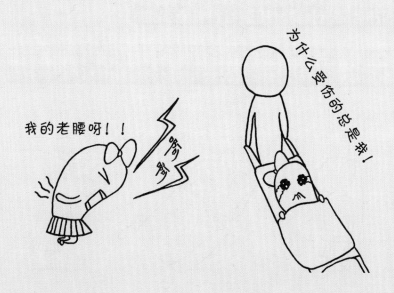

我的老腰呀！！

为什么受伤的总是我！

顺产后究竟多久可以同房呢？

产后42天的检查至关重要，具体产后同房的时间，需根据检查的结果，在医生的指导下，根据身体恢复的情况而定。

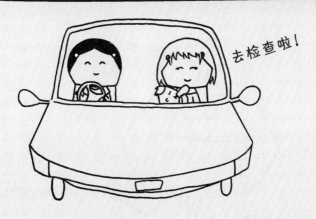

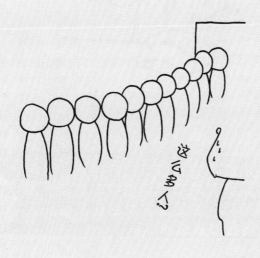

剖宫产

在剖宫产的情况下，子宫上的伤口一般需3个月才能愈合，要在伤口愈合的情况下才能同房。

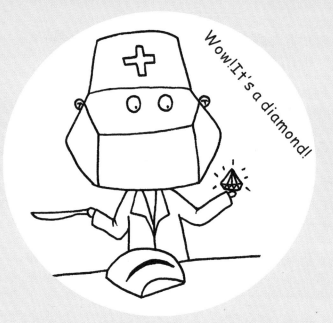

使用其他手术助产的产妇，如产钳术、会阴缝合术、宫颈缝合术或产褥期中有感染、发热、出血等情况，生殖器官大约在产后70天才能愈合，愈合后才能同房！

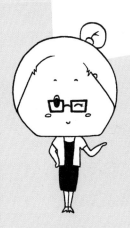

❶ 顺产后多少天去检查，结果显示身体恢复良好就可以同房？

❷ 剖宫产后一般要多久才能同房？

❸ 使用其他手术助产或产褥期中有感染、发热、出血等情况的产妇，大约产后多久才能同房？

一起来做做看吧！

（答案参见219页）

只要爱，不要疼

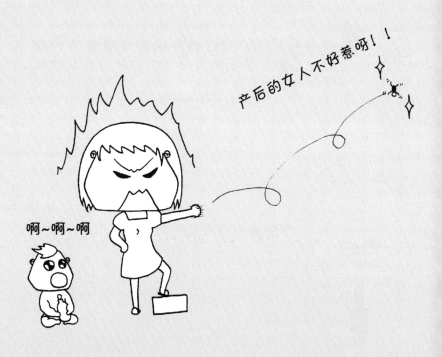

产后的女人不好惹呀！！

啊～啊～啊

根据不完全统计，产褥期之后3个月内，恢复性生活的女性有60%~70%会出现性交疼痛。

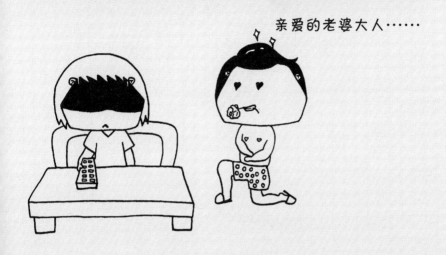

亲爱的老婆大人……

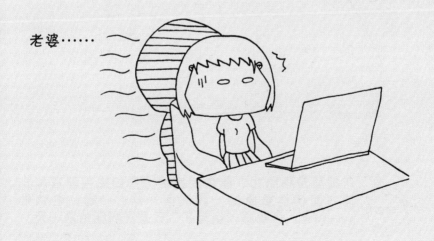

老婆……

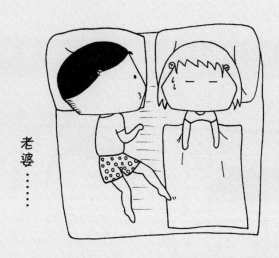

老婆……

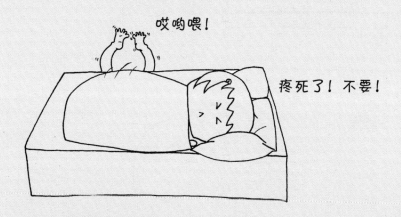

哎哟喂!

疼死了!不要!

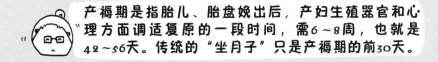

产褥期是指胎儿、胎盘娩出后,产妇生殖器官和心理方面调适复原的一段时间,需6~8周,也就是42~56天。传统的"坐月子"只是产褥期的前30天。

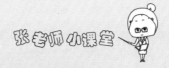

张老师 小课堂

为什么会出现疼痛呢？

①哺乳期雌激素水平降低，性欲下降，因此阴道润滑程度低，因干涩引发疼痛。

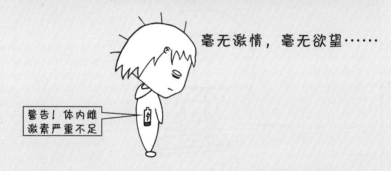

毫无激情，毫无欲望……

警告！体内雌激素严重不足

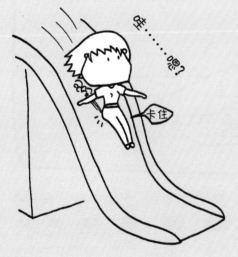

哇……嗯？

卡住

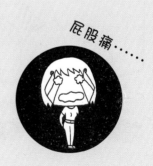

屁股痛……

②生产时采取会阴侧切的产妇，则可能由于缝合和伤口恢复的原因，产生疼痛。

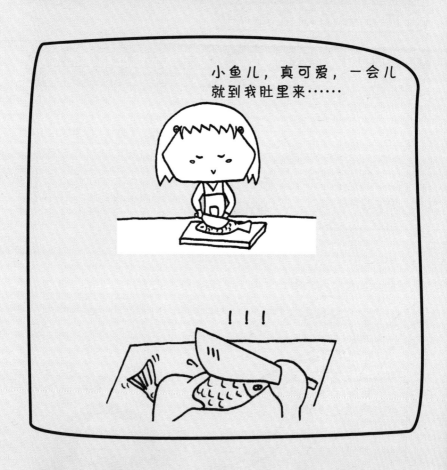

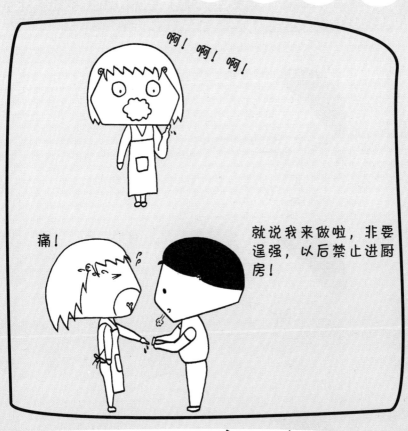

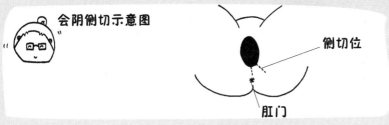

③剖宫产的产妇需要休养的时间较长，从而性生活间隔时间长，前几次也可能发生性交疼痛。

啊！你是多么美丽啊！

啊！你是多么伟大啊！

老公，差不多得了……

嘿嘿！

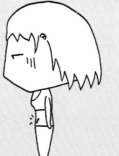

④产妇自身有妇科炎症，如阴道炎、外阴炎、宫颈炎、子宫腔粘连等情况，也会引发性交疼痛。

看来暂时要禁欲了！

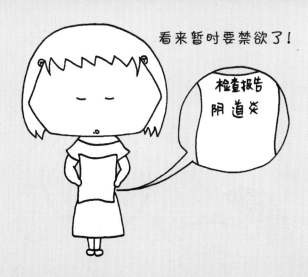

检查报告
阴道炎

此处的粘连是指子宫腔粘连,如图所示

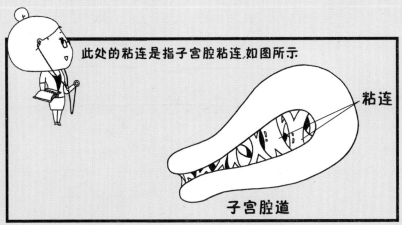

粘连

子宫腔道

⑤心里紧张和恐惧因素。女性由于分娩形成的对疼痛的回忆和恐惧也可能会在性生活的时候带来疼痛。

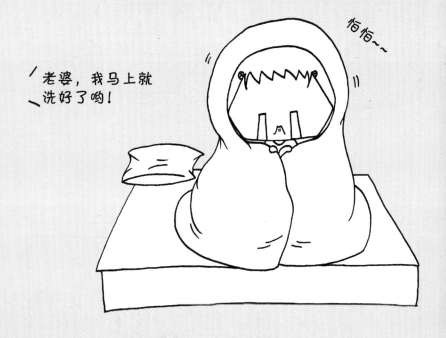

解决方法

遇到产后性交痛，我们可以通过以下方法解决问题：

①去医院找医生开专用的**医用润滑剂**，解决干涩引起的疼痛。

②完善各项检查，确定身体恢复好了再同房，同时检查也可以**排除妇科炎症**的困扰。

③女性对于紧张和恐惧要善于进行自我调节，男性要做到**前戏充分**，增加爱抚。

④研究表明，**盆底肌肉训练**（kegel运动）可明显改善性交疼痛。

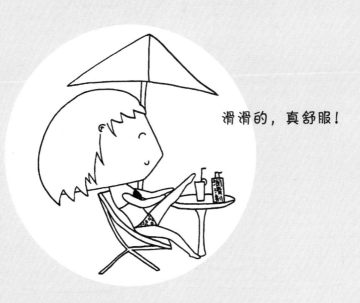

滑滑的，真舒服！

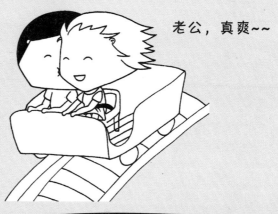

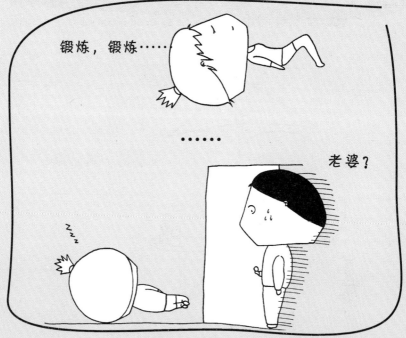

1 哪些原因可能会引起产后性交疼痛呢？

2 解决阴道干涩引起的疼痛，我们可以怎么做？

3 什么样的运动可以改善性交疼痛呢？

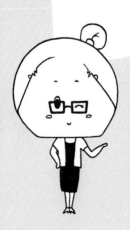

一起来做做看吧！

（答案参见220页）

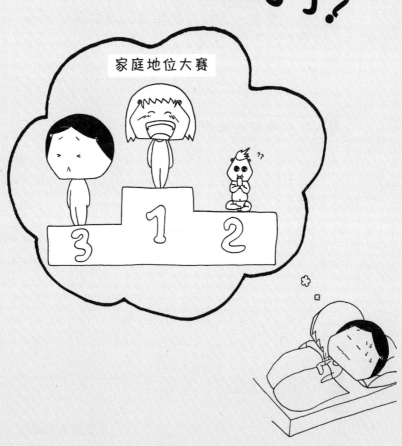

性趣去哪儿了？

我们家的现状是：

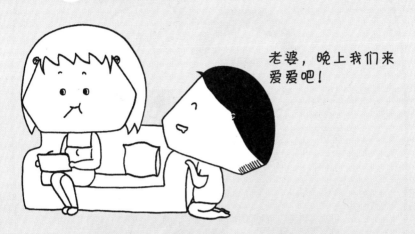

老婆，晚上我们来
爱爱吧！

爱爱是什么？可以
吃吗？

不能……

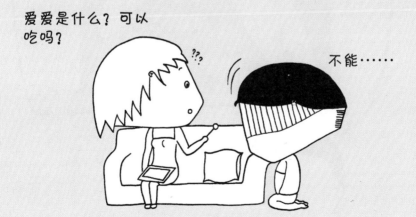

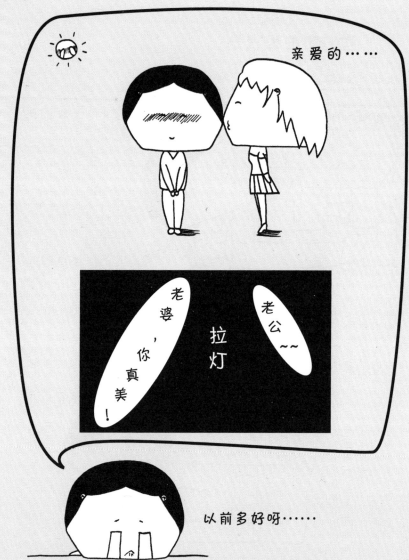

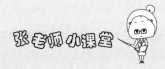
张老师 小课堂

性趣到底去哪儿了呢？

①激素在作祟。

哺乳刺激乳头

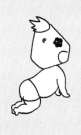

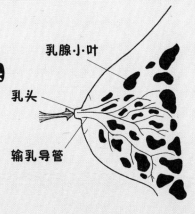

乳腺小叶

乳头

输乳导管

影响内分泌

产生催乳素，抑制雌激素

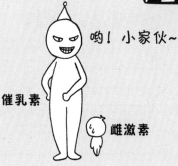

哟！小家伙~

催乳素

雌激素

雌激素对女性的性功能有重要的调节作用，它调节阴道壁血管平滑肌，改善局部血液运输和循环，促进黏膜润滑，提高性欲。

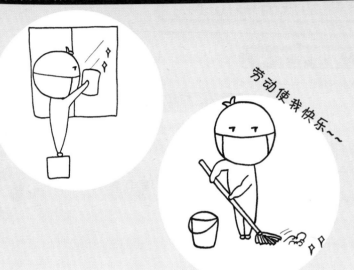

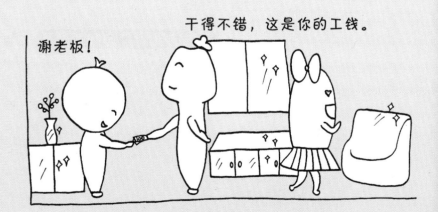

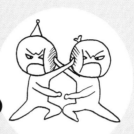

催乳素参与乳汁生产和促进泌乳。

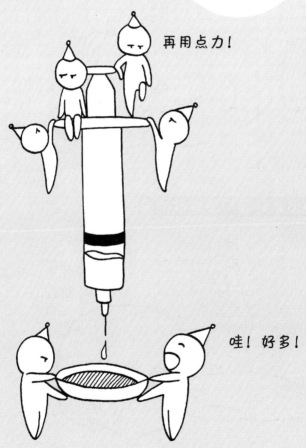

但它抑制雌激素的合成与分泌。

赶紧投降吧！

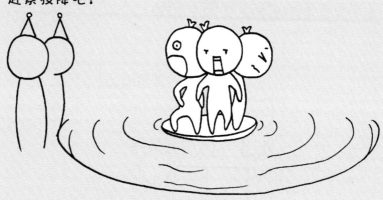

低雌激素环境可使性欲明显降低。

没有欲望，和咸鱼有什么区别！

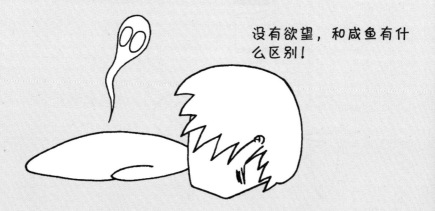

② "快乐请假了。"

某天，老婆的快乐因子出国旅游了……

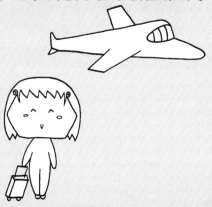

留下了悲伤因子和愤怒因子在家……

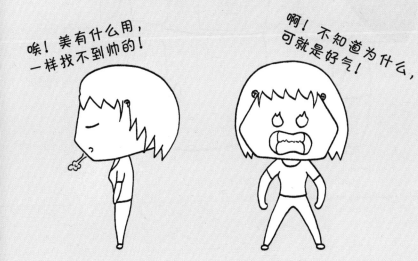

唉！美有什么用，一样找不到帅的！

啊！不知道为什么，可就是好气！

产后是性交痛的高发期，它使性生活由怀孕前的快乐变为疼痛，产后女性自然会产生抗拒。
此外，有研究表明，产后4个月女性出现性高潮障碍和产生性厌恶显著高于孕前1年。

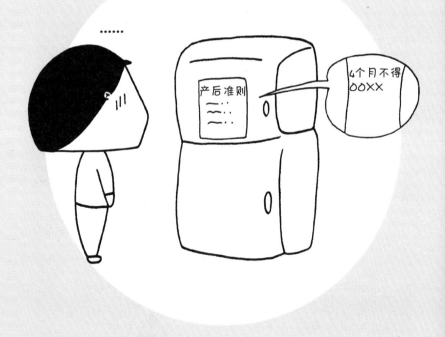

终于，快乐因子旅游结束回来了……

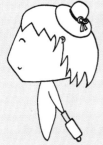

啦啦啦~~啦啦~~

老婆~~

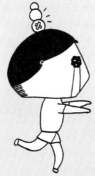

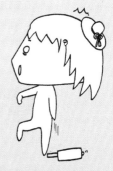

可恶！竟然敢冒充我老公！

我到底做错了什么？

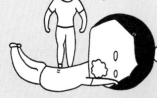

产后性冷淡是一种正常现象，一般来说，不需要特别使用药物治疗。待新妈妈们生理功能恢复，产后性冷淡自然就消失了。新妈妈们只需正视这个问题，无须过于焦虑。

❶ 雌激素对女性的性功能有哪些作用？

❷ 哺乳期的女性为什么会出现低雌激素的环境？

❸ 哺乳期女性低雌激素的情况需不需特别使用药物治疗？

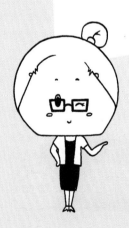

一起来做做看吧！

（答案参见221页）

新爸爸PK新宝宝

爱宝宝，爱爸爸，爱宝宝……

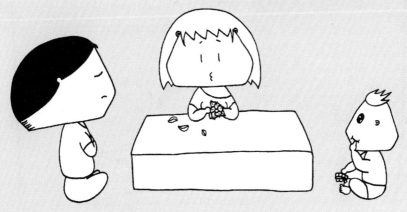

宝宝妈，宝宝已经睡了，咱们……

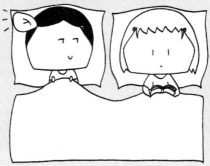

宝宝饿了。

呜哇！
呜哇！
呜哇！

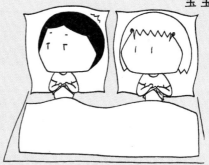

呜呜……人家也饿。

妈妈来了！

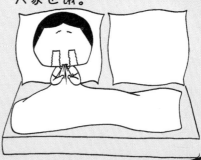

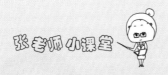
催产素是母爱的化学物质，女性怀孕和产后分泌的催产素有助于生产、哺乳和增强与宝宝的联系。

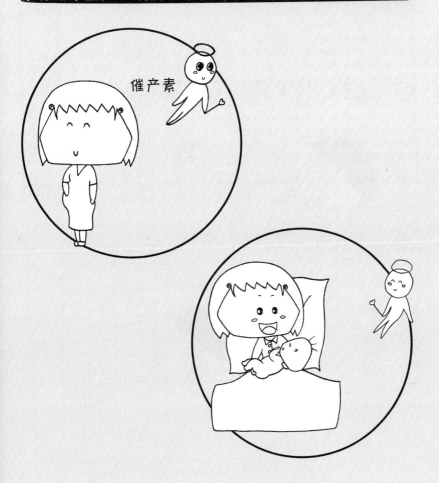

催产素

分泌催产素不是新妈妈的专利，男性和女性都会分泌催产素。

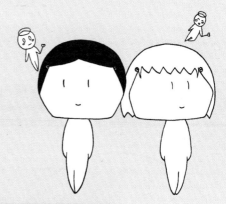

拥抱和做爱等行为能促使催产素的分泌。

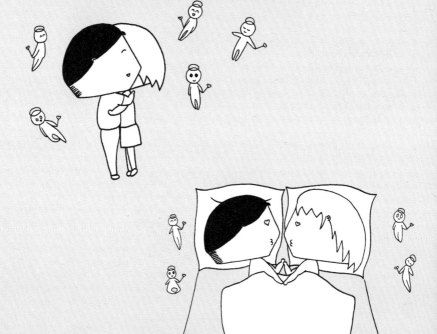

催产素还能促进人类的亲密关系和亲社会行为。

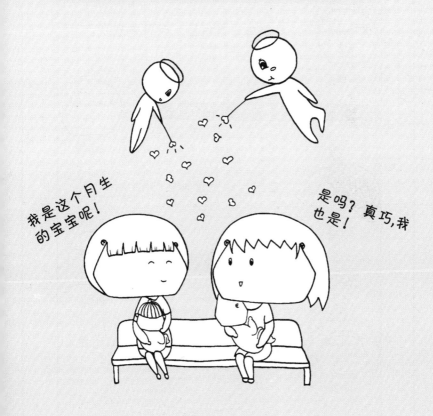

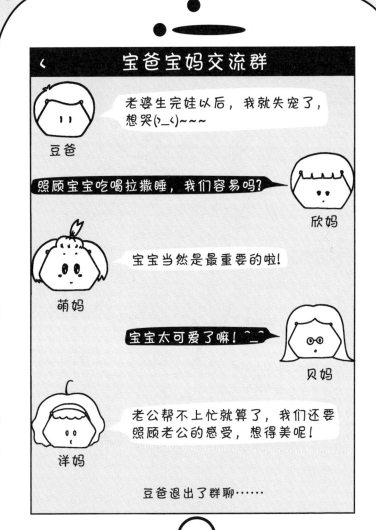

自从有了宝宝以后，老婆每天的生活都是：

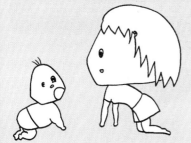

陪宝宝玩……

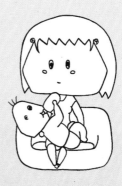

给宝宝喂奶……

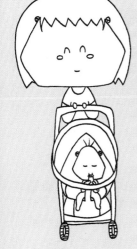

带宝宝散步……

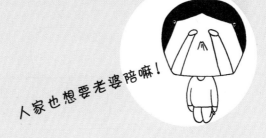

人家也想要老婆陪嘛！

研究表明，初产妇配偶的压力跟新妈妈是一样的，产后的压力和性生活的质量是影响婚姻满意度的重要因素。因此新妈妈也需要对宝宝爸给予适当关心。

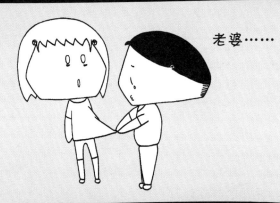

老婆……

体内催产素高的爸爸会对婴儿哭声更加警觉，会抽出更多的时间陪孩子玩，并且表现出更多的爱心，而爸爸在与宝宝玩耍时，催产素又会进一步升高。

宝宝是不是想举高高了？

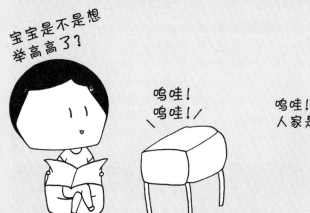

呜哇！呜哇！

呜哇！（笨蛋爸爸，人家是饿啦！）

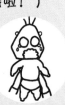

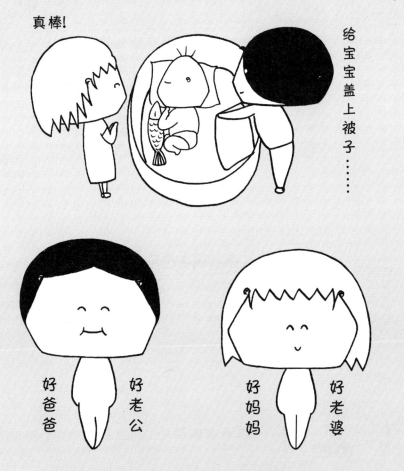

真棒!

给宝宝盖上被子……

好爸爸　好老公

好妈妈　好老婆

宝宝妈可以让宝宝爸多照顾宝宝，自己多分点心思给宝宝爸，同时做好妈妈和好妻子。

❶ 催产素对产后女性有什么作用？

❷ 是否只有女性会分泌催产素？

❸ 哪些行为有助于催产素的产生？

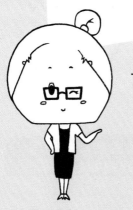

一起来做做看吧！

（答案参见221/222页）

新爸爸不心急

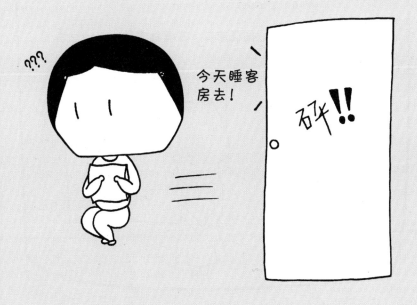

某天，小·阴妹妹因病回家休养，丁丁哥哥和她在车站分别……

我会等你回来的！

嗯

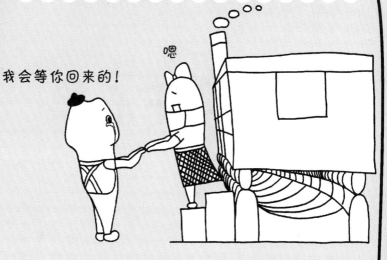

于是，丁丁哥哥便一直站在窗口，望着远方等待着……就这样，秋天过了……

啊！秋雨啊！
　　落不尽我的思念……

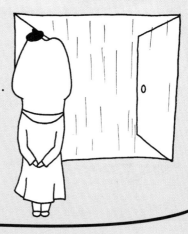

又过了冬天……

啊！白雪啊！
　飘不尽我的爱……

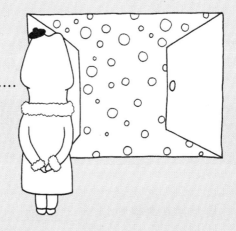

到了春天，小·阴妹妹回来了。（我的天啦！终于可以不用听他念诗了）

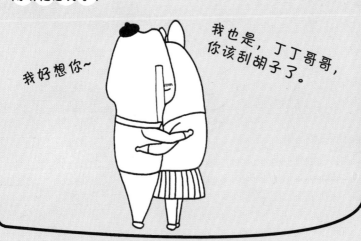

我好想你~

我也是，丁丁哥哥，
你该刮胡子了。

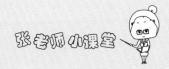

经过了长时间的禁欲，开始产后同房的时候，新爸爸要注意以下方面：

①创造良好的氛围。尽量创造条件让宝宝暂时性地和妈妈分开一下，让妻子暂时忘记母亲的角色。根据你们的习惯，可使用调节灯光等提高情趣的小妙招。

要想俘获老婆的心……

第一步："夺"其所爱。

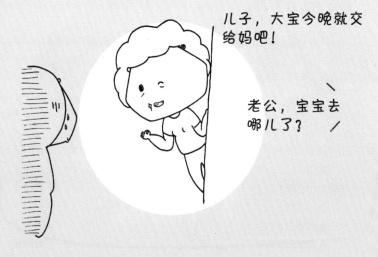

儿子，大宝今晚就交给妈吧！

老公，宝宝去哪儿了？

第二步：惑其心志。

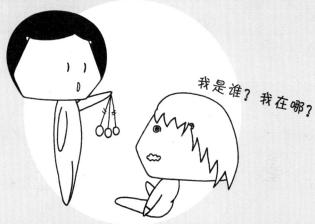

第三步：投其所好。

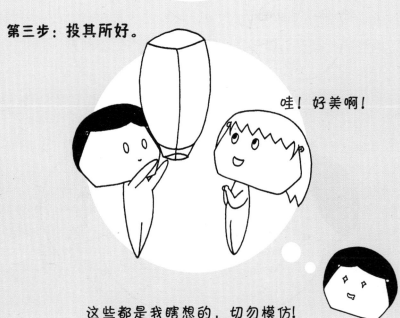

这些都是我瞎想的，切勿模仿！

②做好清洁。产后的女性是很脆弱的，同房前和同房后双方都应做好清洁，避免感染引发疾病。

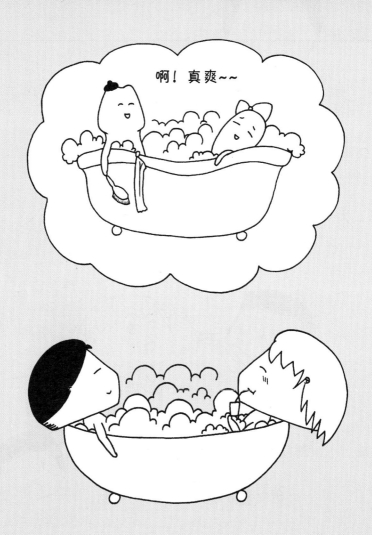

049

③不要直奔主题，要做足前戏，产后女性由于雌激素下降，性欲低下，阴道干涩，因此需要充足的前戏进入状态。

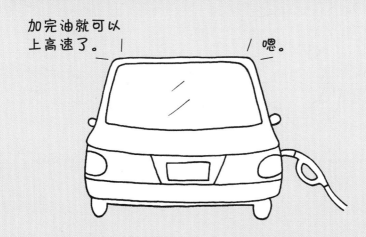

加完油就可以
上高速了。　　　　　　　　　　嗯。

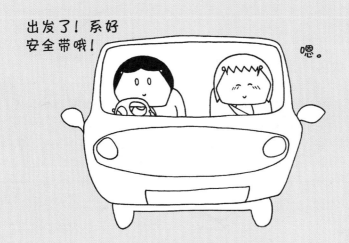

出发了！系好
安全带哦！　　　　　　　　嗯。

④说出爱和赞美。产后女性的身材和皮肤会因为"生产"而产生变化，作为丈夫要把这些变化视作母亲的勋章。

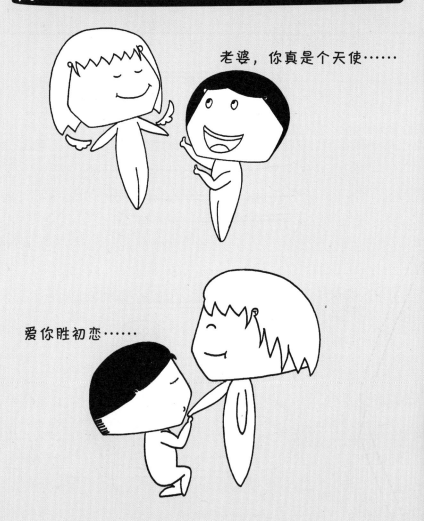

⑤采取合适的体位，比如女性在上。不完全深入和女性自主调节，可减少产后性交疼痛。

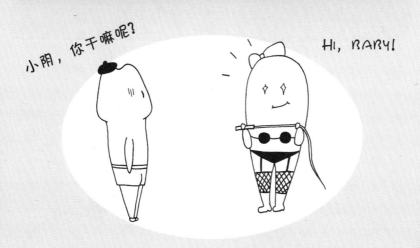

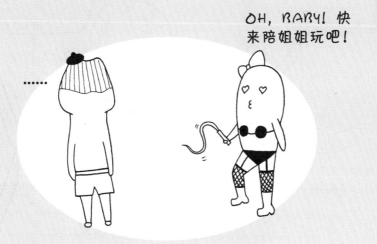

⑥动作轻柔，不能由于过于心急而加大动作力度。要考虑产后女性脆弱的生理条件，要慢慢来，轻轻做。

请小心点，里面可都是我老婆的化妆品，要是弄碎了，我们就都死定了！

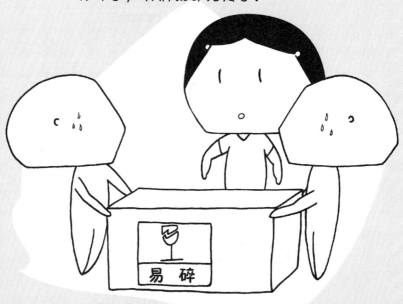

⑦对乳房小心呵护。由于哺乳，新妈妈的乳房变大，此时不能强力挤压，以避免内部软组织挫伤或引起增生。

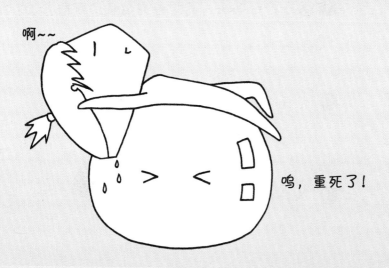

啊~~

呜，重死了！

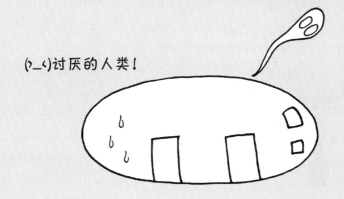

(╯_╰)讨厌的人类！

（以下问题，建议交给新爸爸来回答哟）

❶ 关于产后同房，新爸爸需要注意哪些方面？

❷ 为什么产后同房需要做足前戏？

❸ 为什么不能强力挤压乳房？

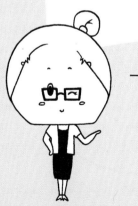

一起来做做看吧！

（答案参见222/223页）

意外？ 不意外

情人节到了……

老婆，情人节快乐……

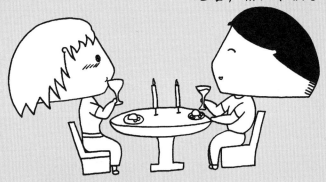

酒足饭饱,宝宝也睡了,
老婆，我们是不是可以
做一些不可描述的事情
了呀？嘻嘻！

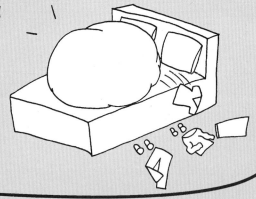

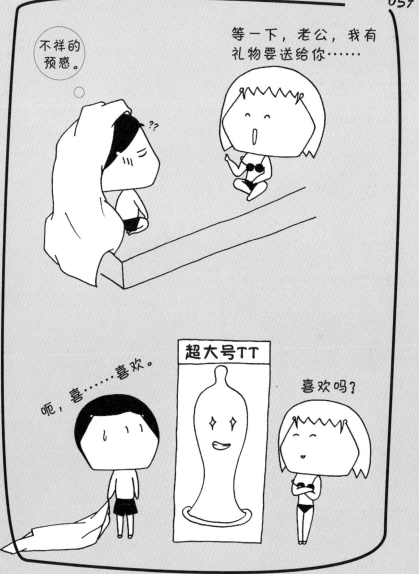

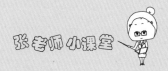

张老师小课堂

什么是非意愿妊娠？

非意愿妊娠俗称"意外怀孕"，是指不管是否采取避孕措施，妇女在没有意愿和计划时发生的妊娠。对于产后妇女，是否采取避孕措施、避孕效果如何，直接影响生殖健康。

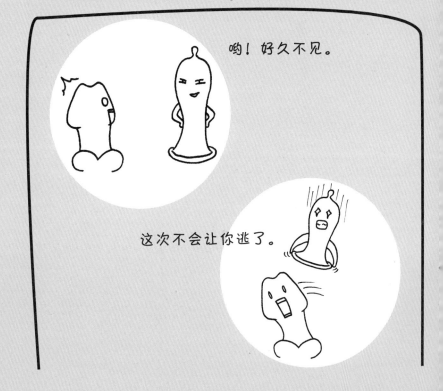

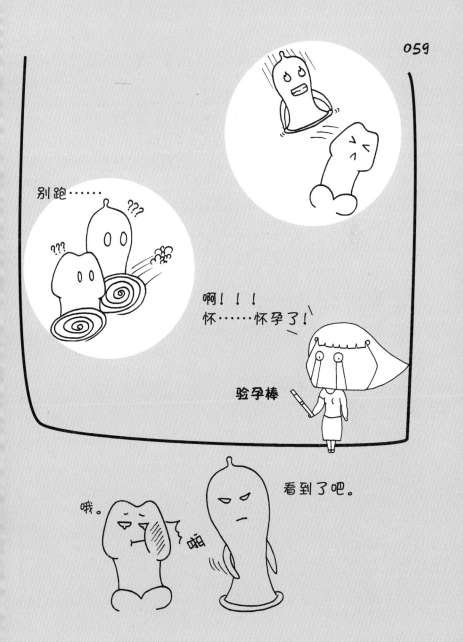

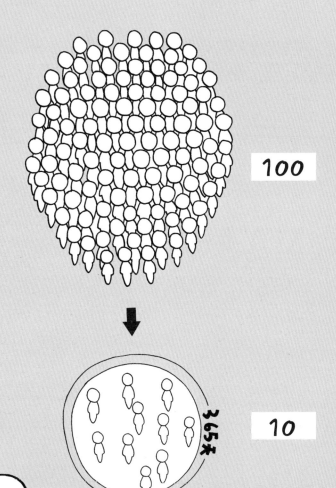

100

365天

10

研究表明，产后一年内发生非意愿妊娠的女性比例达到了9%~13%。也就是说，100名选择人工流产的女性中，属于产后一年内意外妊娠的女性高达10名左右。

造成产后非意愿妊娠居高不下的原因是——避孕知识的缺乏。

你了解产后避孕吗?

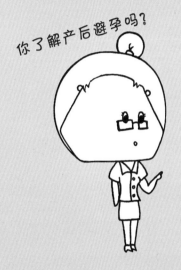

呃?不太懂……

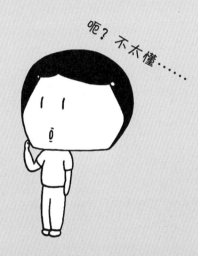

不知道耶。

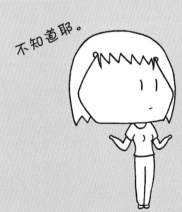

你知道产后如何避孕吗?

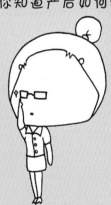

根据一项939名产后女性自愿参与的调查，避孕知识问卷正确率为28.9%，总分100分，平均得分仅为28.45分。

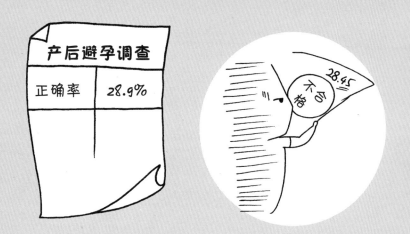

超过70%的调查对象认为产后避孕有必要或非常有必要。

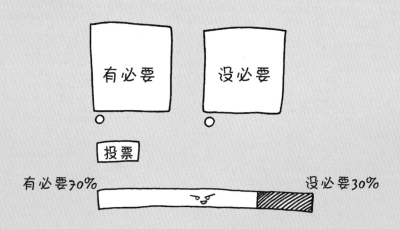

一些国家已把产后避孕教育作为产后保健的一部分。我国研究者在对产后女性进行产后避孕宣导，提供咨询和资料以后，也将产后非意愿妊娠的发生率降到了4%。

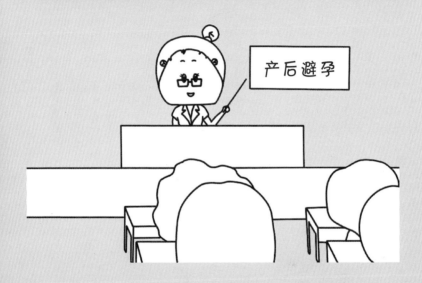

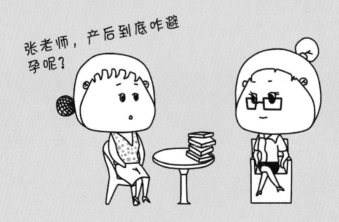

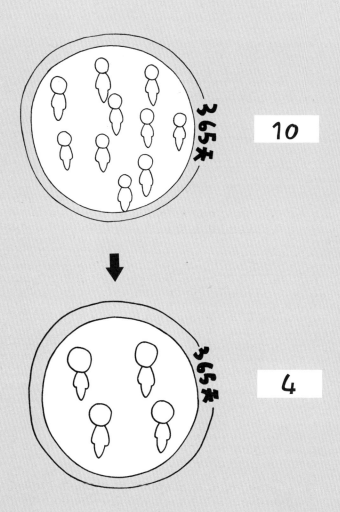

10

4

了解产后避孕是十分重要的事。

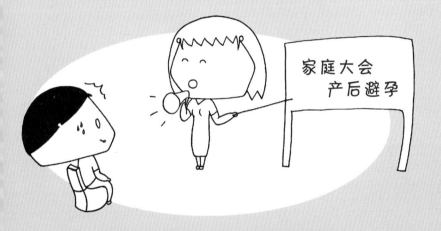

男性在产后性保健的问题上关注度没有女性高，但同房和避孕是男女双方的事，因此男女双方都需要对产后避孕有足够的重视。

❶ 什么是非意愿妊娠？

❷ 造成产后非意愿妊娠的主要原因是什么？

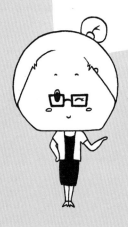

一起来做做看吧！

（答案参见223页）

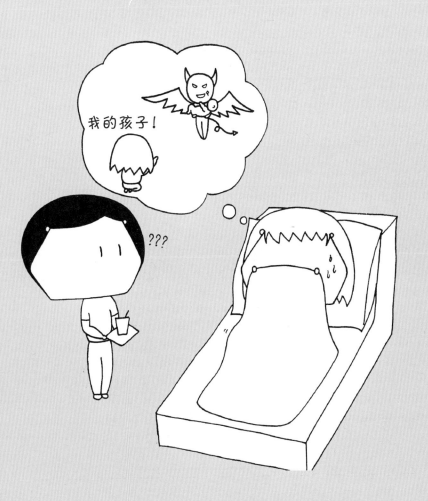

解决意外风险大

老公啊！！！

有……有了？！

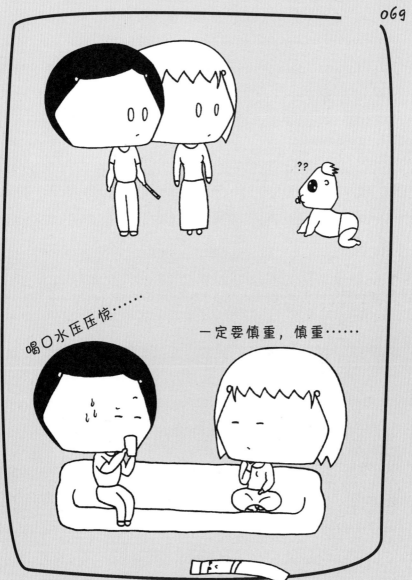

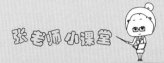

据研究结果报道，女性产后6个月内怀孕选择人工流产的概率是产后27到50个月怀孕选择人工流产概率的7.5倍。

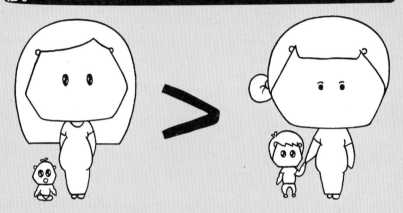

产后1年内发生意外妊娠时，很多人都会选择终止妊娠。

辣手摧花呀！

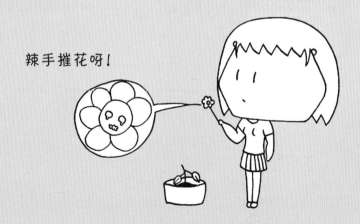

但产后1年内人工流产风险非常高。

在产后1年内进行人工流产，由于女性体内激素水平的改变，对婴儿的照顾以致精力分散，产后焦虑的高发，使得人工流产综合征发生概率也高于非产后人工流产的女性。

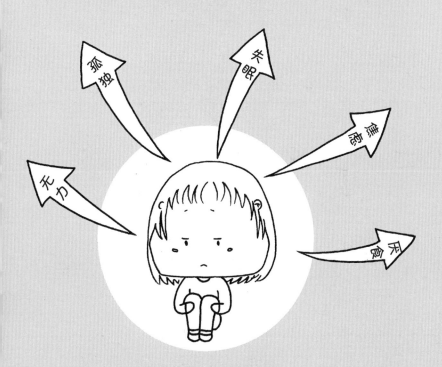

剖宫产后的人工流产与哺乳期的人工流产导致了产后一年内人工流产中的81.5%为高危人流。

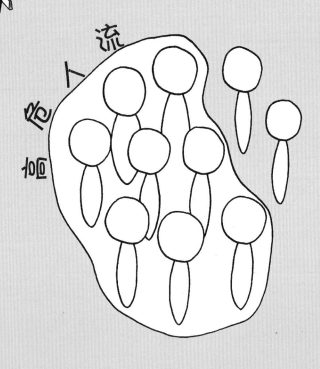

剖宫产后的人工流产

剖宫产后妊娠的人工流产术由于子宫瘢痕形成，更增加了人工流产的难度，风险也进一步增大。

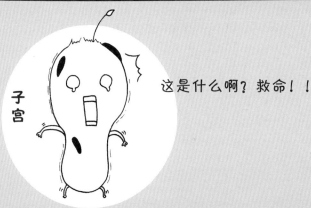

近年来，随着剖宫产率的增加，哺乳期瘢痕子宫再妊娠的人工流产率增高。

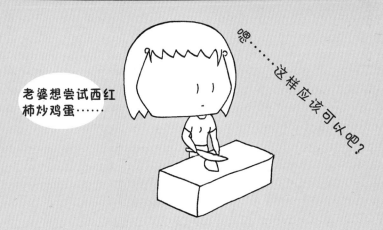

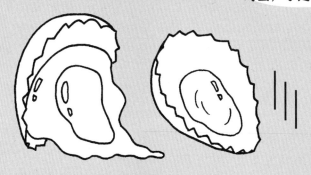

结果直接用刀切开了鸡蛋，于是……

算了，不做了……

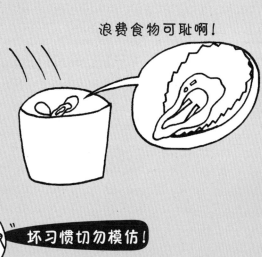

浪费食物可耻啊！

坏习惯切勿模仿！

由于产时未经阴道分娩，剖宫产后哺乳期子宫与宫颈较紧，子宫前壁瘢痕处更易发生子宫穿孔。

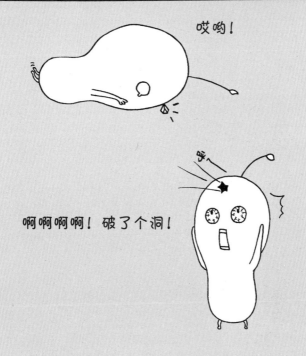

哎哟！

啊啊啊啊！破了个洞！

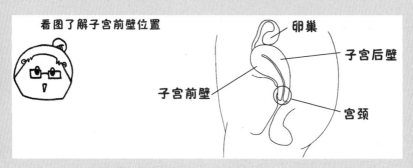

看图了解子宫前壁位置

卵巢

子宫后壁

子宫前壁

宫颈

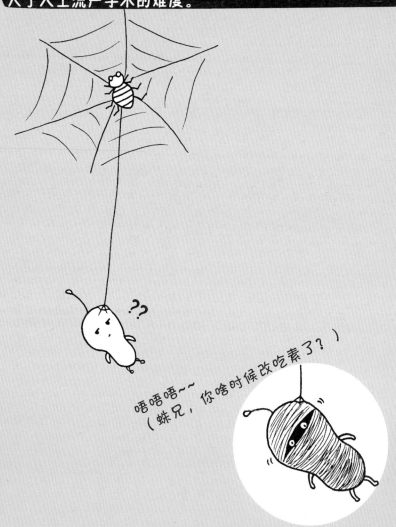

剖宫产术后患者子宫多粘连、位置上提、活动度差，加大了人工流产手术的难度。

更有甚者，由于哺乳期闭经，部分女性未意识到妊娠，直至孕中期，乳汁减少、自觉胎动，方意识到怀孕，从而选择做孕期引产，更增加了子宫破裂的风险。

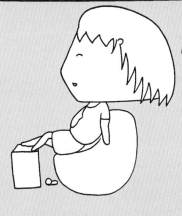

嗝~吃得好饱！

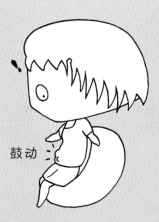

鼓动

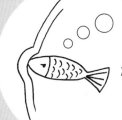

怎么可能会有这种事啦！

除此之外，剖宫产后的人工流产，在疼痛、不全流产和出血量上都显著高于顺产后的人工流产。

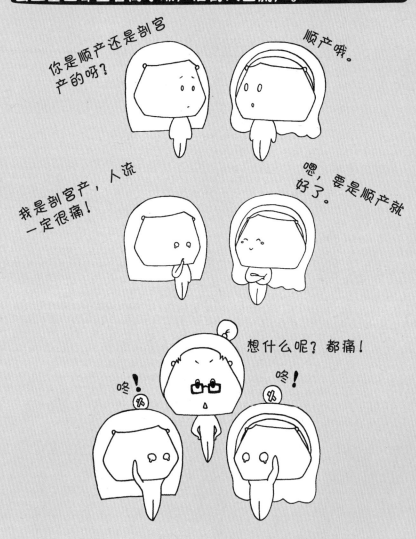

哺乳期的人工流产

哺乳期由于卵巢功能受抑制，雌激素水平低，子宫肌层组织软而薄，施行人工流产手术过程中，若操作稍用力即可致子宫穿孔。
哺乳期人工流产手术是妇科的高危手术。

我要飞得更高更远，去那……

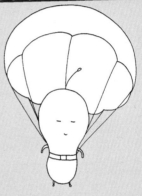

嗯？说好的天气晴朗呢？

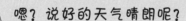

救命……呀！

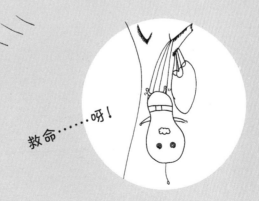

哺乳期终止妊娠的并发症，如子宫穿孔、胎盘粘连、出血的发病率均高于非哺乳期。

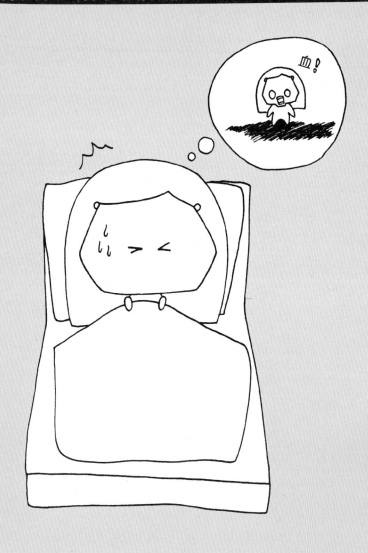

1 为什么产后1年内进行人工流产的女性人工流产综合征的发生概率高？

2 为什么剖宫产后的人工流产是高危人工流产？

3 为什么哺乳期的人工流产是高危人工流产？

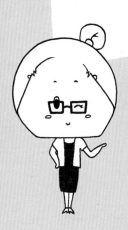

一起来做做看吧！

（答案参见223/224页）

接受意外不容易
（一）

......

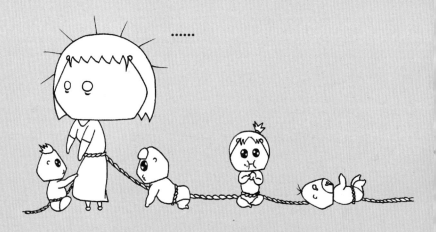

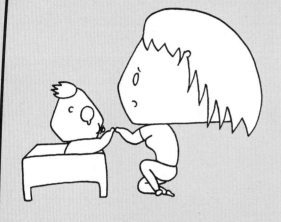

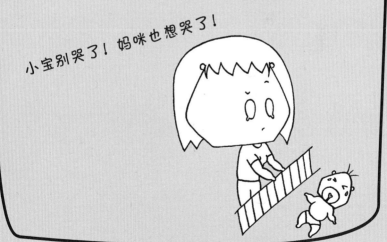

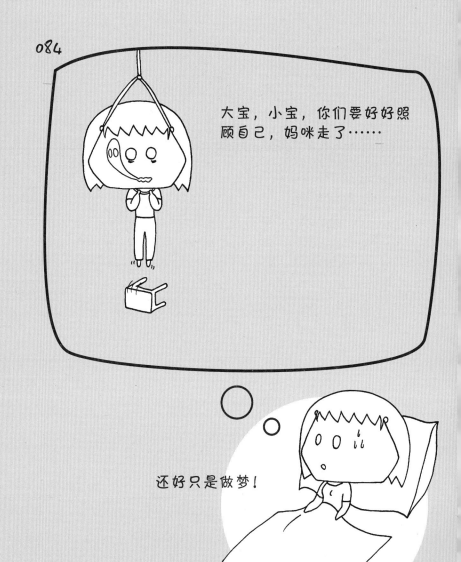

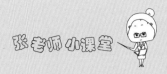
张老师小课堂

什么是生育间隔？

世界卫生组织（world health organization, WHO）对生育间隔下的定义：分娩后至下次妊娠之间的间隔时间。

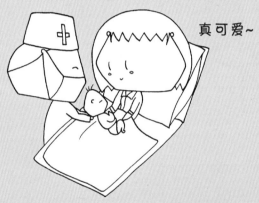

真可爱~

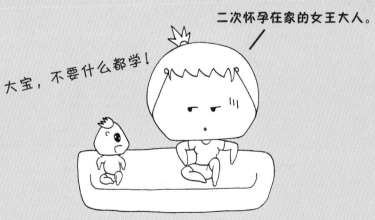

二次怀孕在家的女王大人。

大宝，不要什么都学！

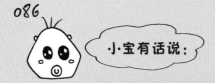

086

小宝有话说：

生育间隔过短会影响母体内铁和叶酸等营养素的存储，母体营养物质补充充分之前怀孕，会使宝宝发育低于胎龄，体重低于正常水平，并且易发早产。

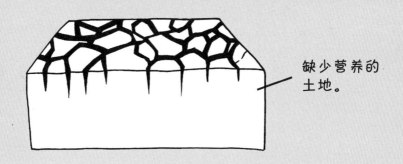

缺少营养的土地。

意外地孕育了种子……

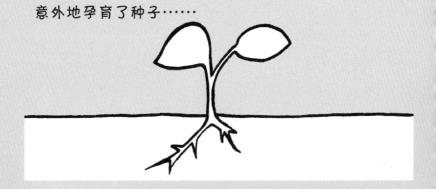

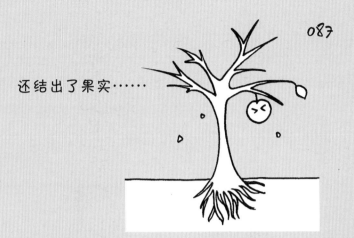

还结出了果实……

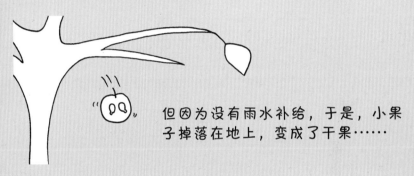

但因为没有雨水补给，于是，小果子掉落在地上，变成了干果……

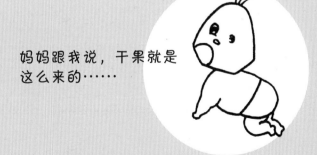

妈妈跟我说，干果就是这么来的……

088

妈妈有话说：

过短的生育间隔会导致母亲围产期的发病率和死亡率上升。生育间隔在6个月内，产妇死亡、产前出血、胎膜早破和贫血发生的风险大于生育间隔为18~23个月的女性。

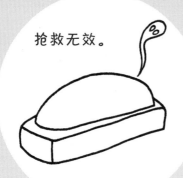

抢救无效。

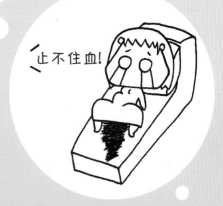

止不住血！

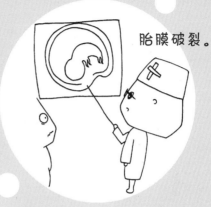

胎膜破裂。

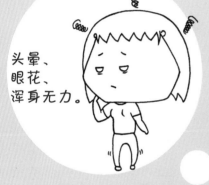

头晕、
眼花、
浑身无力。

太可怕了……

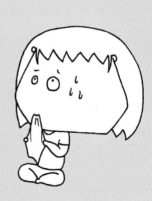

ogo

剖宫产术后再次妊娠以2年后较为安全。有研究表明，剖宫产后再次分娩时，两次生育间隔在12个月内，子宫破裂的发生率为4.8%，24个月内发生率为2.7%，超过24个月的发生率下降到0.9%。

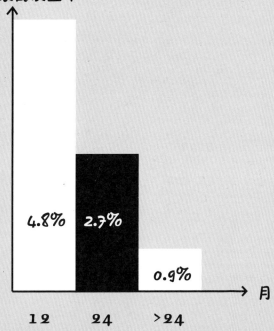

子宫破裂的发生率

4.8% 2.7%

0.9%

月

12 24 >24

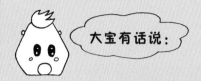

大宝有话说：

妈妈在哺乳期怀孕，会导致乳汁分泌减少，质量下降，影响大宝的身体成长和心理成长。

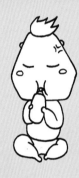

（哼，都不陪我玩~）

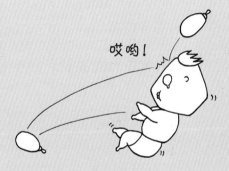

哎哟！

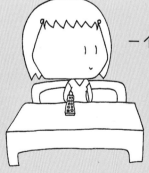

一个人玩得挺开心嘛！

❶ 什么是生育间隔？

❷ 对于肚子里的宝宝来说，短生育间隔有什么危害？

❸ 对于母亲来说，短生育间隔有什么危害？

❹ 对于大宝来说，短生育间隔有什么危害？

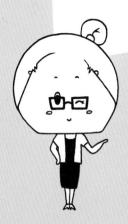

一起来做做看吧！

（答案参见225/226页）

接受意外不容易（二）

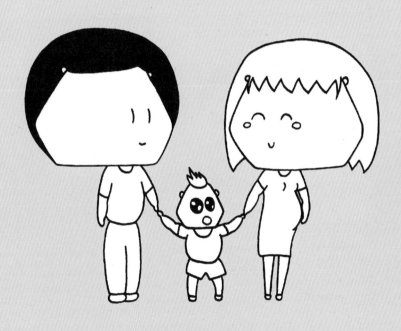

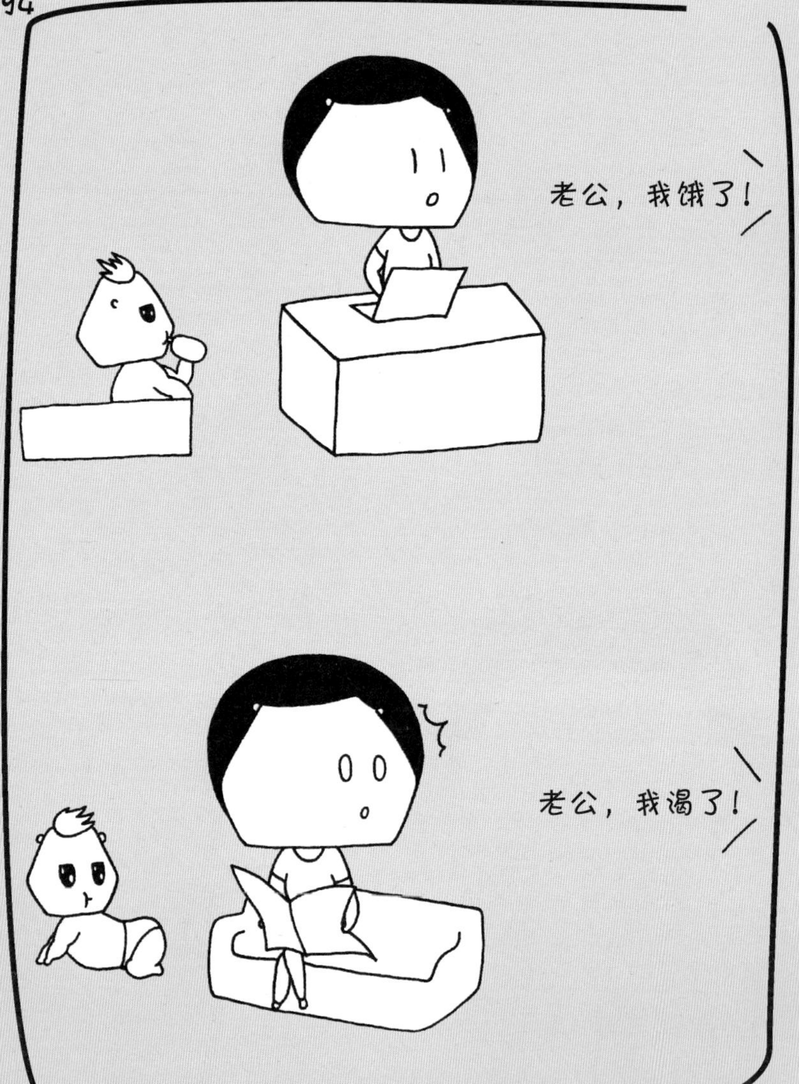
老公，我饿了！
老公，我渴了！

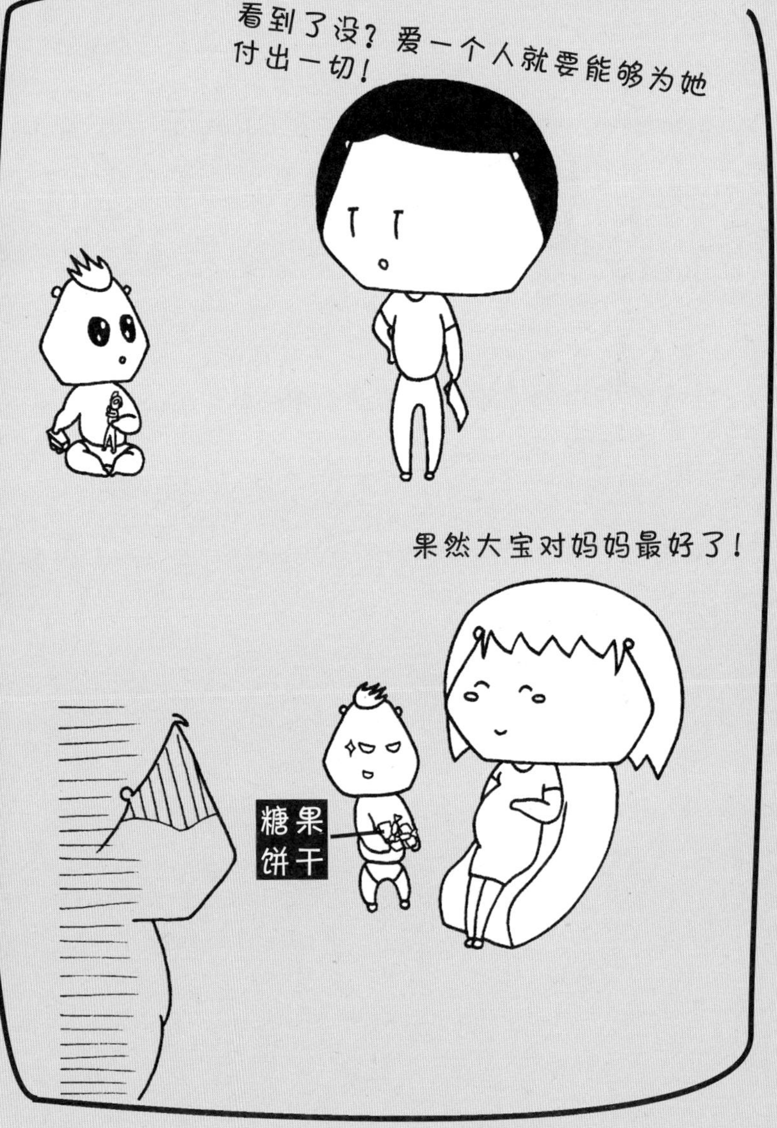
看到了没？爱一个人就要能够为她付出一切！
果然大宝对妈妈最好了！
糖果
饼干

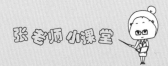

张老师小课堂

新妈妈的身体在产后还没有恢复好，叶酸在怀孕前3个月就应该补充，产后一年内怀孕，不属于有备而孕的情况，此时母体内的叶酸处于"先天缺乏"且"后天不足"的状态。

可怜的小树每天都承受来自太阳大大的曝晒……

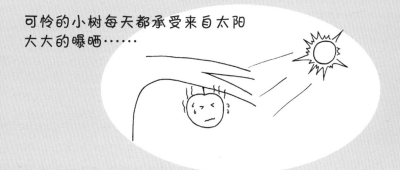

某天，终于下雨了……

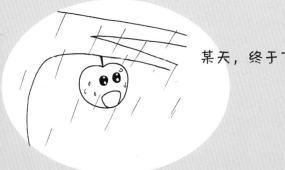

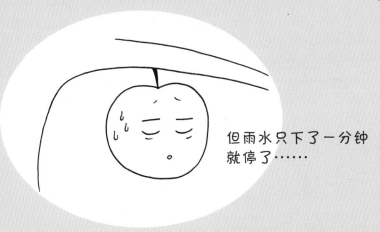

但雨水只下了一分钟
就停了……

原因是……

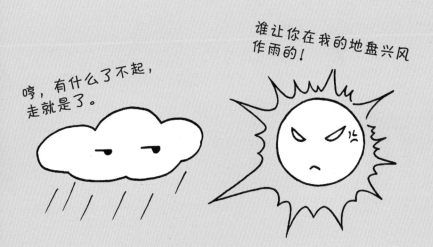

对于爸爸而言，由于缺少备孕意识，因此是否吸烟酗酒，是否身体状态良好，是否受到药物影响，是否接触了如杀虫剂、农药等有害物质，这些都是缺乏控制的。

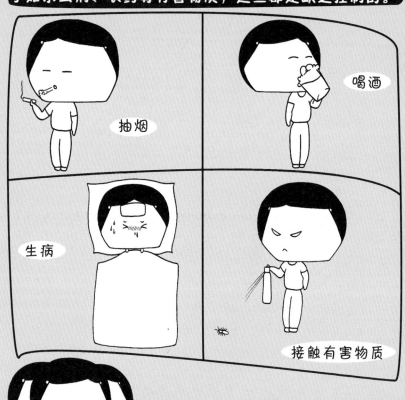

抽烟

喝酒

生病

接触有害物质

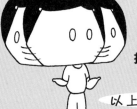

摇头

以上这些我都没有哦，我是健康好男人！

妈妈在照顾宝宝时，需要投入大量的精力。在一边恢复身体的同时，一边又要面临照顾宝宝的重任。

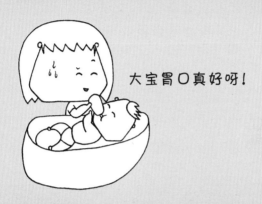

大宝胃口真好呀！

特别是初产的妈妈，刚刚成为一个母亲，进入新角色需要一定的适应时间。由于缺乏经验，照顾宝宝时难免会有手忙脚乱的情况。

啊，怎么办……尿布要怎么换~

手忙脚乱

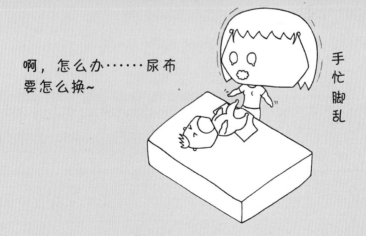

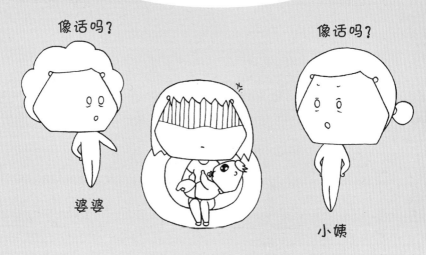

家里诞生了一个新生命，常常会有长辈或是保姆帮忙照顾，在减轻照顾宝宝的压力的同时，也会衍生出各种人际关系的适应。

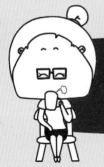

由于产后激素的变化，女性容易产生产后焦虑。产后的怀孕，又是一次体内激素的巨大变化，会使女性变得敏感。在身心都面临巨大挑战的时候，再孕育一个新的生命，是一件非常吃力的事情。

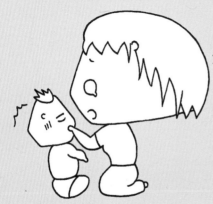

大宝，最近是瘦了吗？

对不起，都是妈妈没有照顾好你~

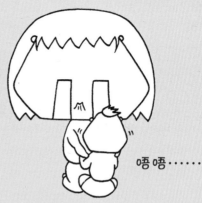

唔唔……

同时，由于宝宝们的年龄相近，就会造成家庭几乎在同一时间支出大量花费的情况，比如教育经费等。

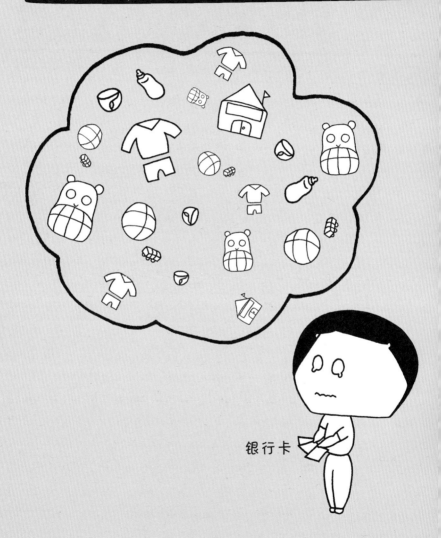

银行卡

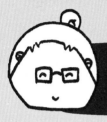

对于产后非意愿妊娠，无论是生下宝宝还是不生宝宝，从多方面讲都是不利的，因此产后同房做好避孕工作是一件非常非常重要的事情。

呃，我们是相亲相爱的一家人……

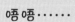

唔唔……

唔……

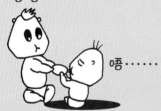

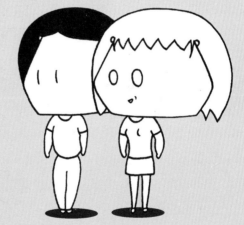

① 为怀孕所准备的叶酸在孕前多久就应该开始补充？

② 刚生育完宝宝，母亲体内的叶酸是否会缺乏？

③ 受激素的影响，母亲在产后和怀孕的时候，情绪上会发生哪些变化？

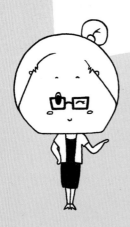

一起来做做看吧！

（答案参见226页）

月经不来
也会怀孕？

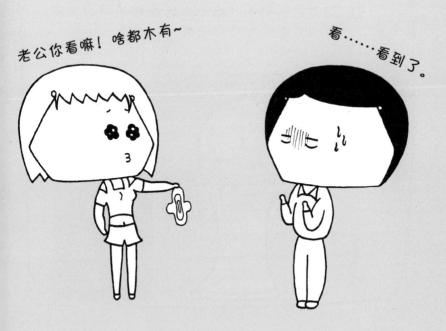

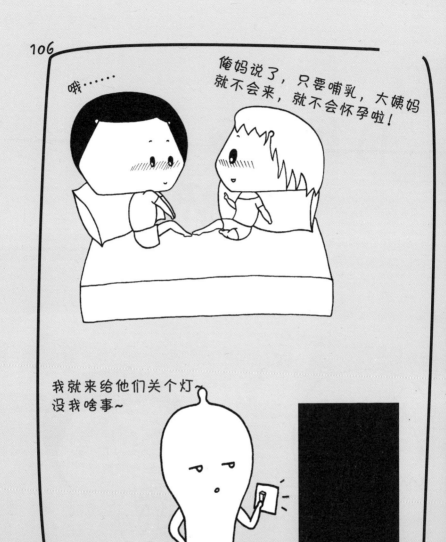

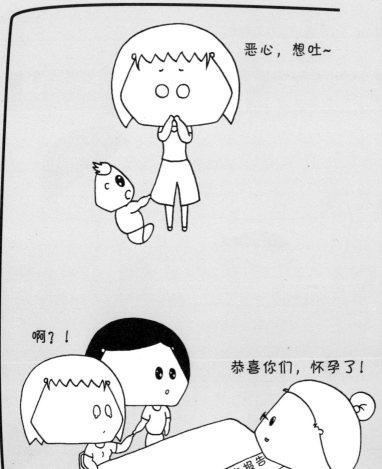

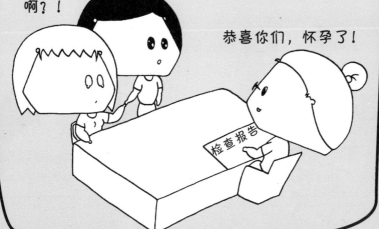

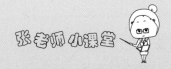

张老师小课堂

产后的女性由于生产过后身体机能需要一段时间恢复，因此暂时是不具备生育力的。

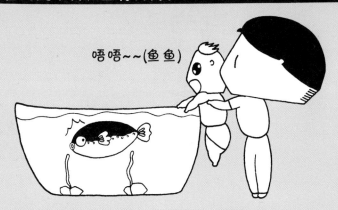

唔唔~~(鱼鱼)

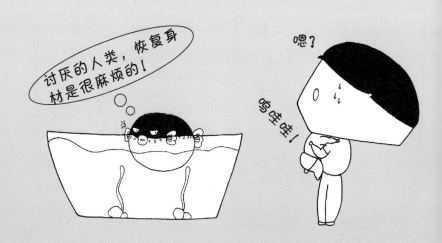

讨厌的人类，恢复身材是很麻烦的！

嗯？

呜哇哇！

同时哺乳会使母体分泌催乳素和催产素，抑制雌激素的分泌，因此抑制了排卵，延后了月经复潮。

卵子妹妹最近被禁足了……

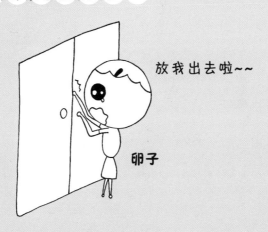

放我出去啦~~

卵子

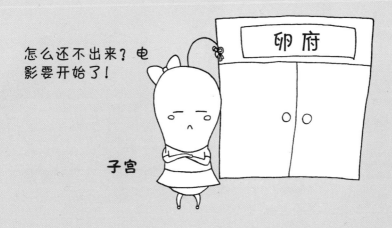

怎么还不出来？电影要开始了！

卵府

子宫

哺乳也分几种情况，即纯母乳喂养和混合哺乳喂养。

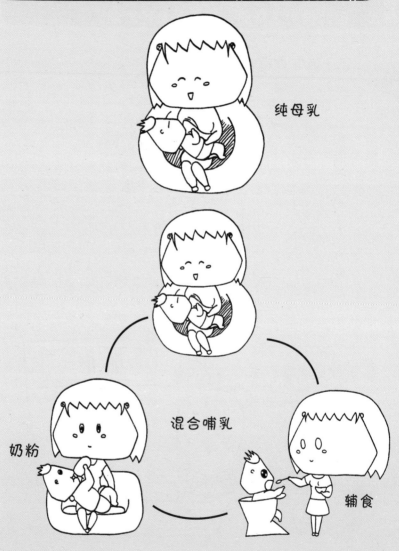

纯母乳

混合哺乳

奶粉

辅食

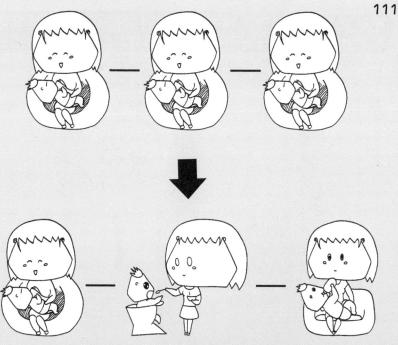

喂奶次数减少、吸奶时间变短

闭经时间缩短

混合哺乳喂养会添加婴儿辅食，喂奶次数及吸奶时间的长短可能都会有所改变（一般要减少），而减少吸奶次数就会使哺乳闭经的时间缩短。哺乳时间越短，次数越少，闭经时间也越短，排卵就发生得越早。

有研究显示，纯母乳喂养者闭经时间最长，混合哺乳喂养者次之，人工哺育者闭经时间最短。

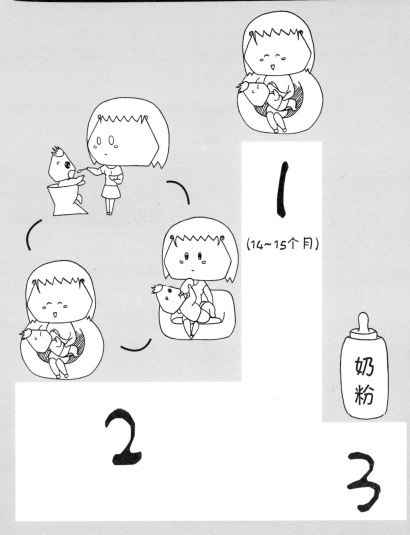

产后不来月经 ≠ 不排卵

部分女性产后第一次月经复潮是无排卵的月经。

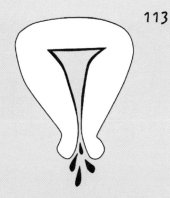

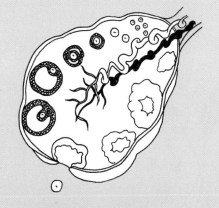

大多女性恢复排卵是在月经复潮之前。

当第一次排卵时同房，就有可能会怀孕。

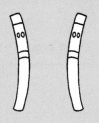

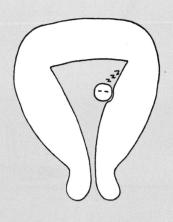

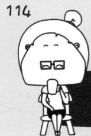

怀孕则会导致月经暂停，而女性可能以为是产后哺乳引起的闭经，以至于怀孕过后很长一段时间都没有察觉。

听了老人言，吃亏在眼前……看来妈的话也不能都信呀~

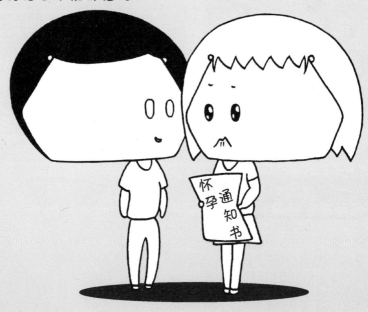

① 为什么女性产后会闭经一段时间？

② 是不是所有的女性在产后都会有很长的闭经时间？

③ 纯母乳喂养、混合哺乳和人工哺育，一般哪种情况下闭经时间最长？

④ 为什么有的女性产后没有来月经，不避孕同房后就怀孕了呢？

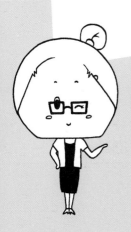

一起来做做看吧！

（答案参见227页）

什么是
产后自然避孕法？

......

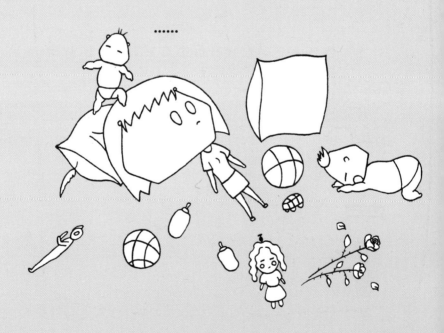

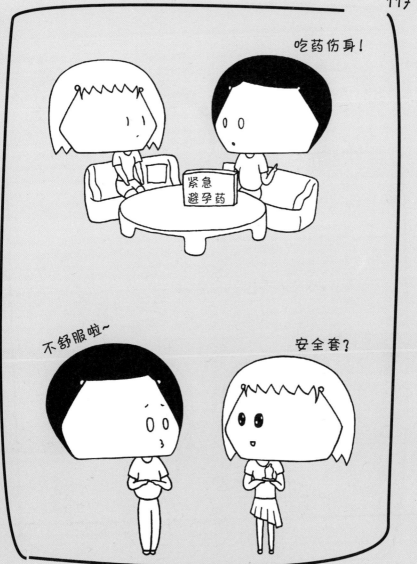

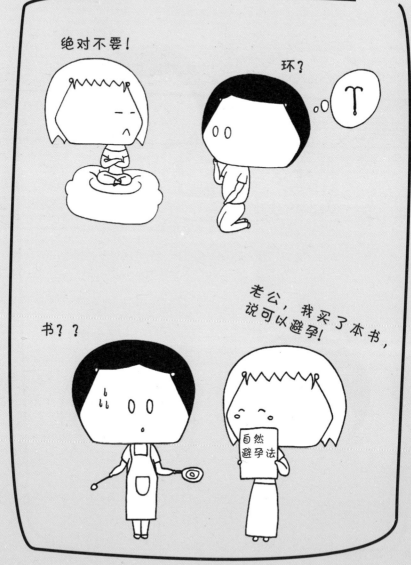

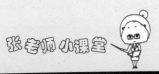

问：哺乳期只要不来月经就可以无保护同房，这是不是安全的避孕方法？

答：不是。

问：有没有哺乳期可以无保护同房的可靠避孕方法？

答：有。

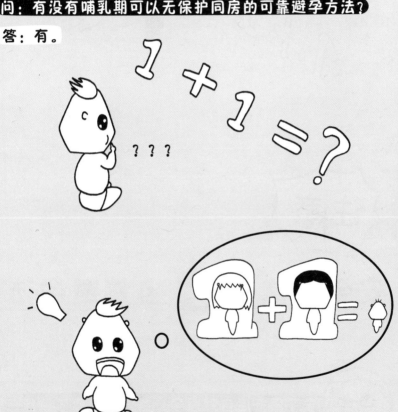

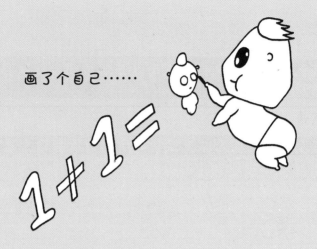

画了个自己……

$1+1=$

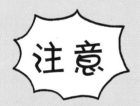

注意

安全期法 自然避孕法

 要了解产后自然避孕，首先我们要了解什么是自然避孕法？

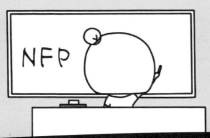

自然避孕法（natural family planning, NFP）是指育龄女性通过持续观察和记录基础体温、宫颈黏液等生理体征，判定可孕期与不孕期，从而实现自然避孕或计划怀孕的一种计划生育方法。

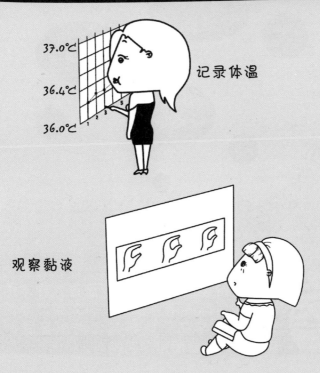

记录体温

观察黏液

自然避孕法包含基础体温法、宫颈黏液法、症状体温法、哺乳闭经避孕法等。

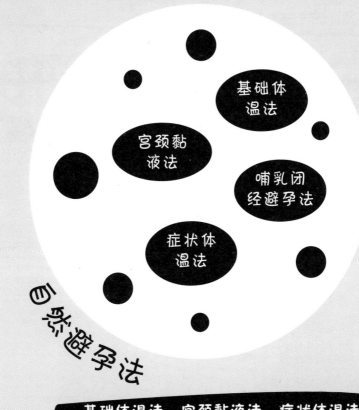

基础体
温法

宫颈黏
液法

哺乳闭
经避孕法

症状体
温法

自然避孕法

基础体温法、宫颈黏液法、症状体温法、哺乳闭经避孕法在许多国家通过大样本的临床试验和实际应用，证实其有效率高于避孕套与紧急避孕药，效果与宫内节育器（避孕环）和短效口服避孕药相当。

安全期法的避孕失败率高达25%，不建议单独使用。

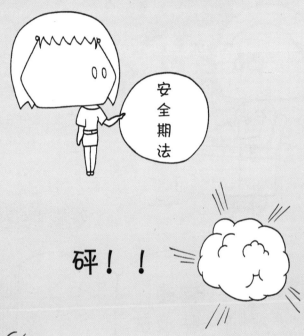

砰！！

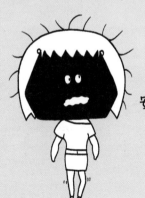

安全期这么不安全吗？！

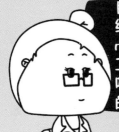

目前使用最广泛的自然避孕法是哺乳闭经避孕法（lactational amenorrhea method，LAM）。1988年，LAM被世界卫生组织（WHO）认可，专门针对产后哺乳女性，并作为联合国推行计划生育的措施之一。

宫颈
黏液法

好像很难的样子……

嗯。
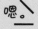

这个也很难的样子……

嗯。

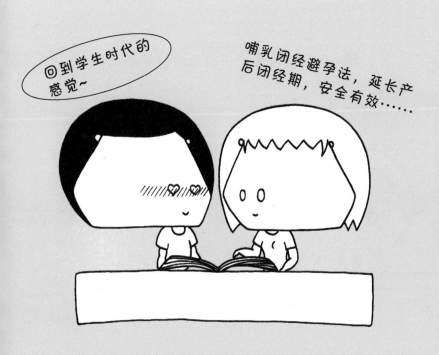

知 识 复 习

❶ 产后只要没来月经，同房就不会怀孕，这种说法对吗？

❷ 有没有哺乳期可以无保护同房的可靠避孕方法？

❸ 什么是自然避孕法？

❹ 目前使用最广泛的自然避孕法是什么？

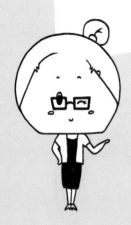

一起来做做看吧！

（答案参见228页）

如何使用
哺乳闭经避孕法？

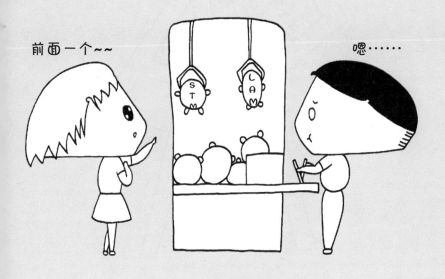

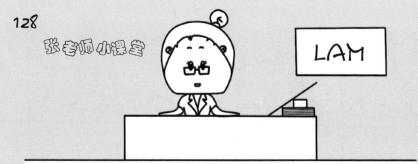

哺乳闭经避孕法（LAM）适用于产后长期哺乳的女性。LAM有三个使用规则，要想采用这种方法必须满足这三个规则。

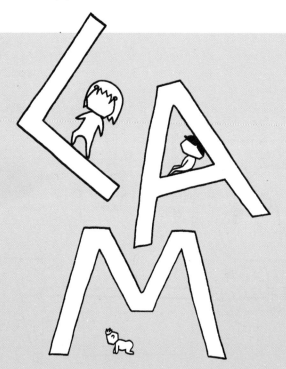

哺乳闭经避孕法的**三大规则**：

1. 纯母乳喂养。
2. 使用时间在产后6个月内。
3. 使用期间没有任何阴道出血（产后8周内的出血不算）。

1.纯母乳喂养。

纯母乳喂养指的是：

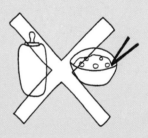

①除了母乳不喂任何食物。

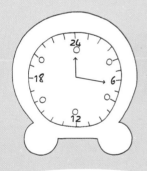

②24小时内至少哺乳6次，最长哺乳间隔不超过6小时。

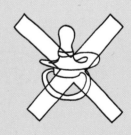

③宝宝未使用任何安慰奶瓶和安慰奶嘴。

当母乳喂养减少，或者用辅食替代母乳，或者婴儿整夜睡眠而不需要哺乳的时候，就应该预计生育力将要恢复，不能再采用哺乳闭经避孕法了。

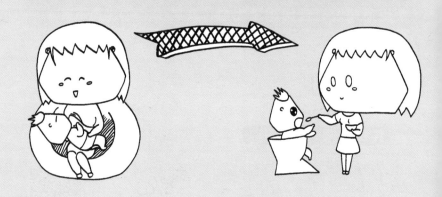

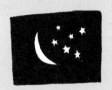

呼呼大睡……

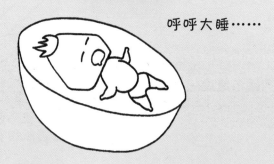

2.使用时间在产后6个月内。

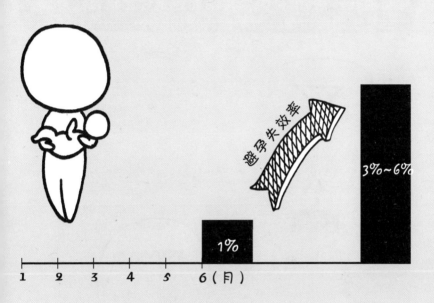

避孕失效率

1%

3%~6%

1　2　3　4　5　6（月）

哺乳的时间越长，一天内哺乳的次数越多，则越有可能推迟月经复潮的时间。但是即使月经还没有来，产后6个月哺乳闭经避孕法的失效率也会由1%增高至3%~6%，因此不能再采取LAM进行避孕了。

3.使用期间没有任何阴道出血（产后8周内的出血不算）。

虽然坚持母乳喂养，可以推迟月经复潮的时间。但是也有可能在产后6个月内坚持哺乳还是会出现月经复潮。一旦发生阴道出血，则不能再使用LAM。

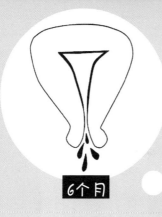

6个月

用不着了呀~

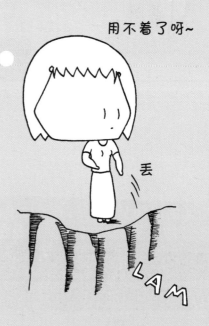

丢

LAM

坚持母乳喂养的好处：

对于宝宝来说，母乳有利于婴儿身体以及智力的发育；母乳是婴儿最好的营养品；母乳喂养的宝宝抵抗力强，不易肥胖。

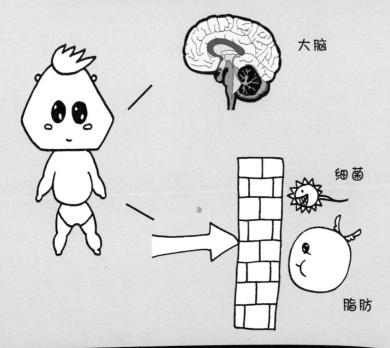

大脑

细菌

脂肪

此外，母乳喂养可降低婴儿将来患糖尿病、高血压、高血脂等代谢疾病的发病率，同时也能降低过敏性疾病的发病率。

对于母亲来说，哺乳刺激了垂体后叶分泌催产素，有利于母亲子宫的复旧以及形体的恢复，增加了妈妈产后的自信心。

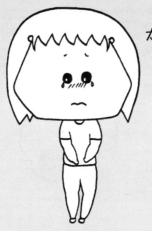

太胖了，呜呜~

果然还是瘦了好，以前的衣服都能穿了呢！

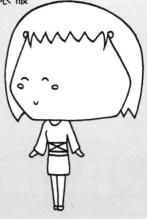

哺乳增加了母婴接触的机会，加强了母亲与宝宝之间的情感交流，有利于宝宝今后心理的健康发展。

哎呀，我的大宝真可爱呀！真不愧是我生的~

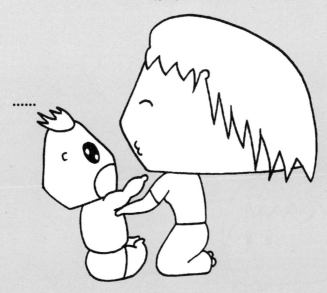

此外，母乳喂养可降低女性患糖尿病、高脂血症、心脏病、乳腺癌、卵巢癌、子宫内膜癌的风险。

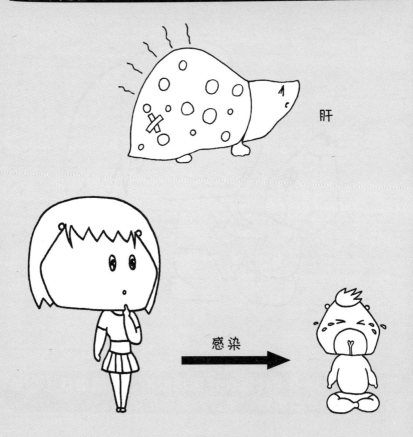

136

不适合
哺乳的女性不
能使用哺乳闭经
避孕法。

1.有艾滋病、乙型病毒性肝炎等可通过母乳感染宝宝的女性不适合哺乳。

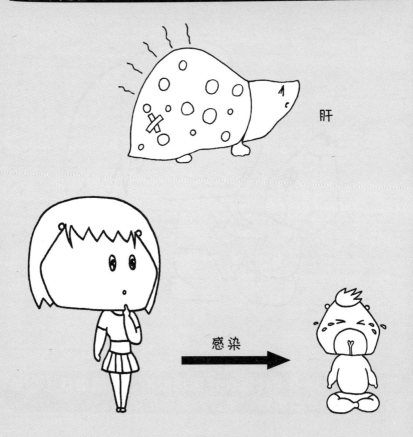

肝

感染

2.正在使用特殊药物，如抗癌药环磷酰胺，放射性药物、四环素、氯霉素等抗生素以及丙酮苄羟，香豆素、抗甲状腺素药物、抗代谢药物，皮质激素以及利舍平等的新妈妈，不宜哺乳。

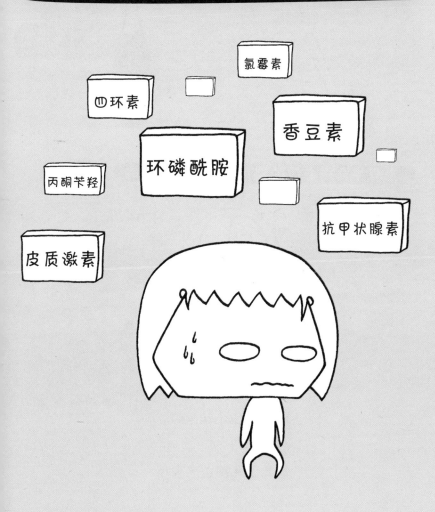

3.有烟酒及毒品等嗜好者不能哺乳。

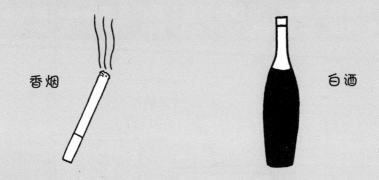

香烟

白酒

4.患有半乳糖血症的婴儿不适合母乳喂养。

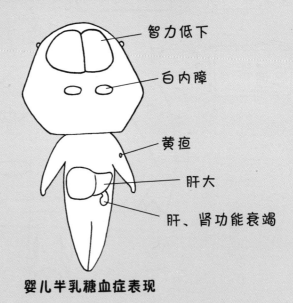

智力低下

白内障

黄疸

肝大

肝、肾功能衰竭

婴儿半乳糖血症表现

❶ 使用哺乳闭经避孕法必须满足哪三个
条件？

❷ 什么是纯母乳喂养？

❸ 哺乳方式与月经复潮有什么关系？

❹ 坚持母乳喂养的好处有哪些？

❺ 哪些情况下不适合使用哺乳闭经避孕法？

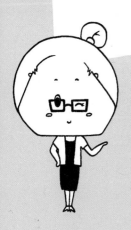

一起来做做看吧！

（答案参见229/230页）

知情选择——
明明白白地避孕

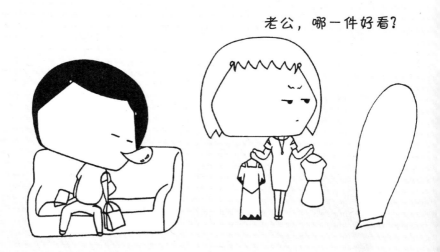

老公，哪一件好看？

1994年，开罗"国际人口与发展大会"提出了计划生育知情选择，并对其进行倡导。

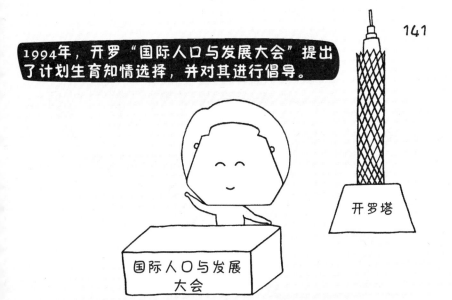

开罗塔

国际人口与发展大会

我国政府也先后在全国推广避孕方法知情选择。

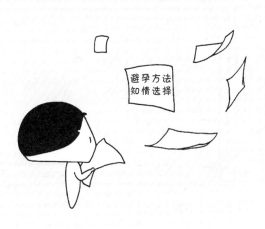

避孕方法知情选择

142

避孕方法知情选择是指：

国家提供充分有效的计划生育和避孕方法的信息，介绍各种避孕方法的效果、作用机制、适应证、禁忌证、优缺点、实施方法、注意事项、可能出现的不良反应及其处理方法。

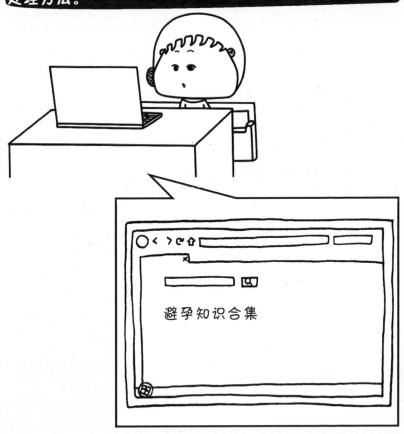

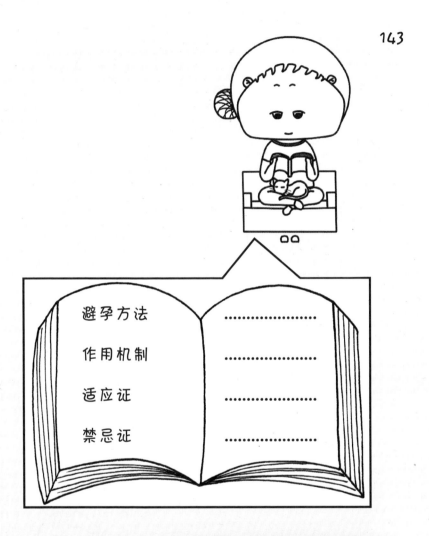

避孕方法　　　．．．．．．．．．．．．．．．．．．．．．

作用机制　　　．．．．．．．．．．．．．．．．．．．．．

适应证　　　　．．．．．．．．．．．．．．．．．．．．．

禁忌证　　　　．．．．．．．．．．．．．．．．．．．．．

需要采取避孕措施的育龄女性在充分了解情况的基础上，根据计划生育的要求，自主、自愿而且负责任地做出决定，选择安全、有效、适合自身情况的避孕措施。

避孕的方法有很多种，比如选择服用避孕药、使用避孕套、上避孕环、做绝育手术等。

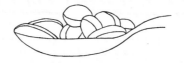

避孕药

避孕套

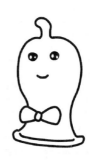

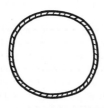

避孕环

绝育

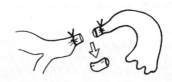

每一种方法下面又分了具体的方法，比如避孕药，有内服的和外用的或者是长效的和短效的。每一种避孕方法，都各有其优点和缺点。

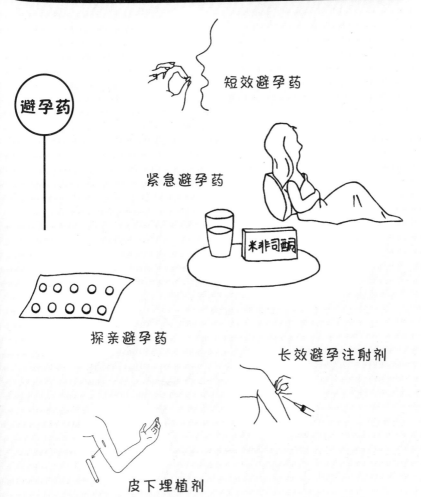

避孕药

短效避孕药

紧急避孕药

米非司酮

探亲避孕药

长效避孕注射剂

皮下埋植剂

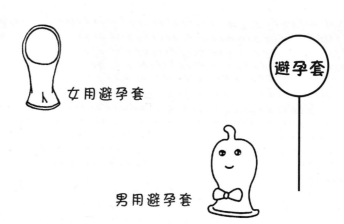

女用避孕套

避孕套

男用避孕套

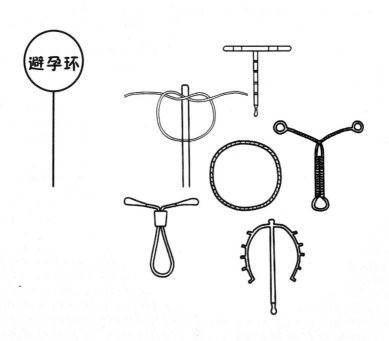

避孕环

绝育

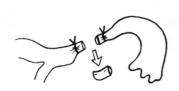

女性输卵管结扎

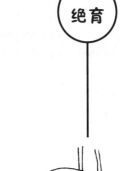

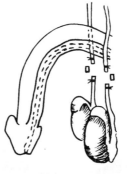

男性输精管结扎

想想就很痛的样子……

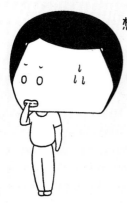

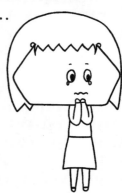

每个人的生育需求、身体情况和喜好都不一样，所以选择的避孕方法也是不一样的。比如，生完大宝以后，还想要二宝，那么就不能采用绝育手术来避孕。

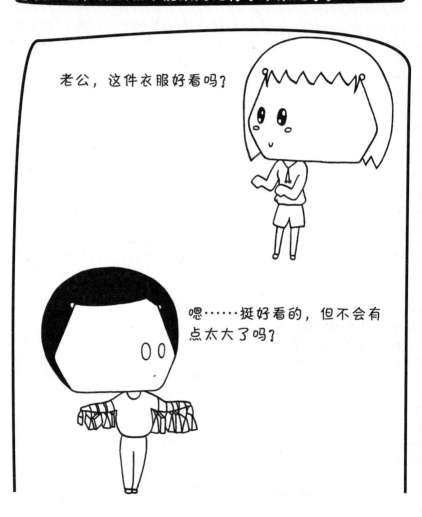

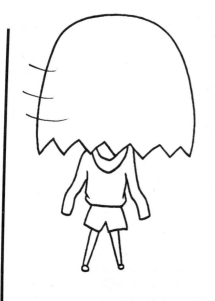

那就要这件了~

......

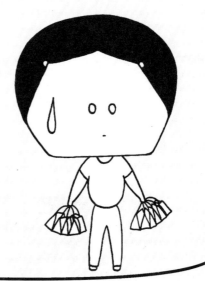

嗯……

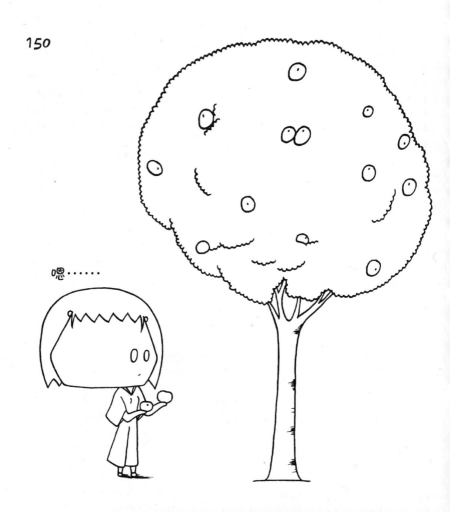

没有一种万能的避孕方法能满足所有人的需求。要选择一个适合自己的避孕方法，就一定要清楚每种方法的特点，知道每种避孕方法的利与弊，这样才能选择出最优避孕方案。

知情选择也是一个动态的过程，避孕伴随整个育龄期，在每个阶段避孕需求的不同，要适当地调整避孕方法。比如产后计划长期哺乳的女性，就可以采用哺乳闭经避孕法在这个阶段进行避孕。

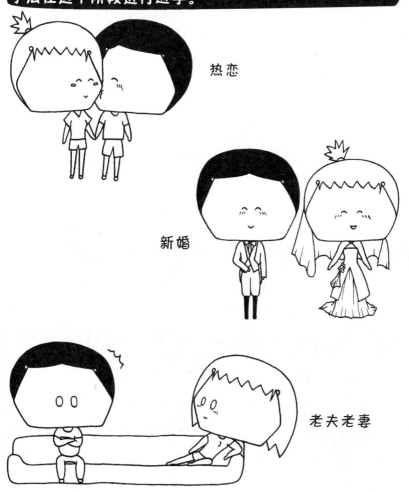

热恋

新婚

老夫老妻

知识复习

1 什么是避孕方法知情选择？

2 是不是每一种避孕方法都各有优点和缺点？

3 为什么不同的人要选择不同的避孕方法？

4 为什么不能选择一种避孕方法伴随整个育龄期？

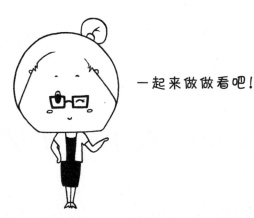

一起来做做看吧！

（答案参见231页）

避孕药——
千万"药"小心·

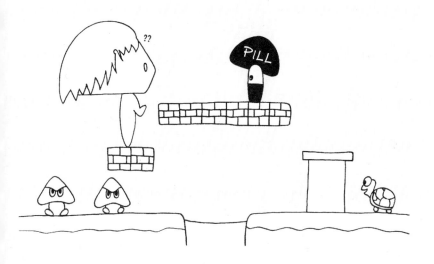

美女，我看您面色偏黄，肤色
不是很健康……

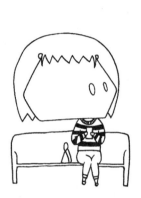
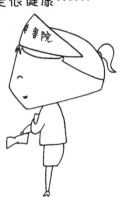

双颊有黑色素沉着，皮肤松弛，
没有弹性……

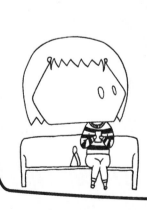
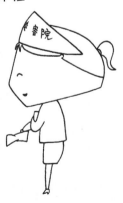

我诚挚向您推荐本美容院的这款产品，
可助你容光焕发，永葆青春……

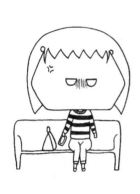
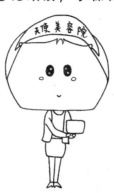

哼~

您怎么能……打人呢？

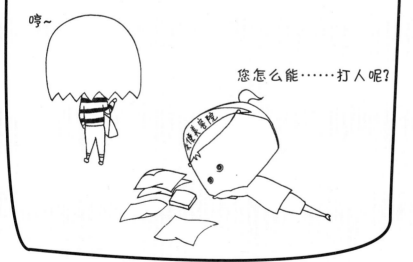

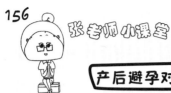

张老师小课堂

产后避孕对于避孕药的选择必须要慎重。

避孕药从成分上来说，可以分为复方激素避孕药和单纯孕激素避孕药。

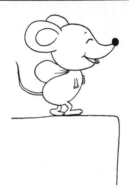

嘿嘿，今天收获不错……

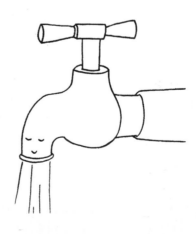

如果产后有哺乳计划的妈妈，6个月内只能选择含单纯孕激素的避孕药。

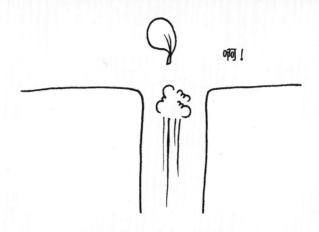

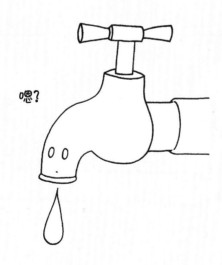

因为复方激素避孕药含有雌激素和孕激素，雌激素可影响哺乳，会使乳汁分泌减少，也会影响乳汁的质量。

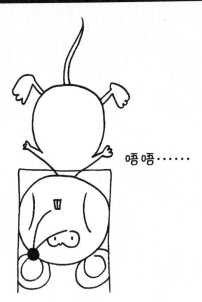

唔唔……

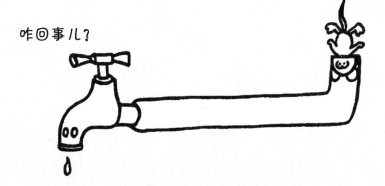

救命呀！！

咋回事儿？

避孕药从使用方法上可以分为口服和外用。外用的避孕药种类很多，有避孕贴、避孕栓、避孕针、避孕膜和皮下埋植避孕药等。

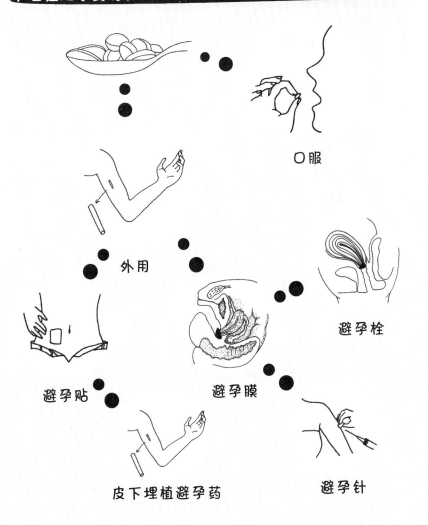

口服

外用

避孕栓

避孕贴

避孕膜

皮下埋植避孕药

避孕针

避孕药的
作用机制

①避孕药中的孕激素抑制下丘脑—垂体活动，抑制卵泡刺激素（FSH）与促黄体生成素（LH）产生，从而抑制卵泡生长发育，导致不排卵。

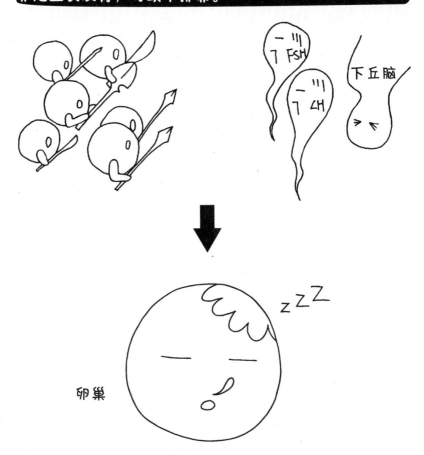

FSH

LH

下丘脑

zZZ

卵巢

②孕激素使宫颈黏液量少而黏稠，不利于精子活动和精子获能。

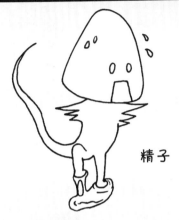

精子

③孕激素使子宫内膜发育不良，功能层薄，不利于受精卵着床。

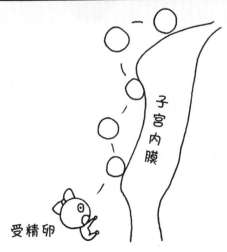

子宫内膜

受精卵

紧急避孕药不是常规的避孕方法，而是无保护性交或者避孕方法失败后，为了防止意外妊娠的发生而采取的一种紧急处理办法。对于产后哺乳的女性来说，紧急避孕药里的高雌激素会影响乳汁成分，因此在服用紧急避孕药后3天内，不可以哺乳。

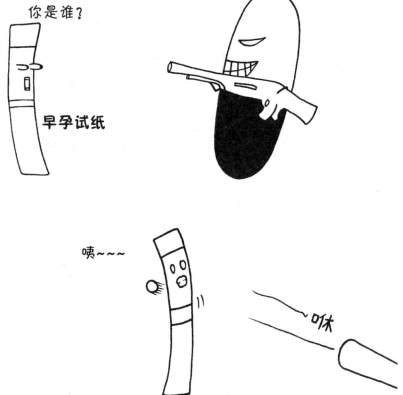

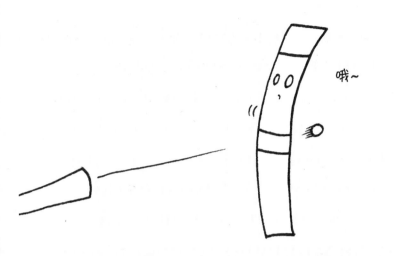

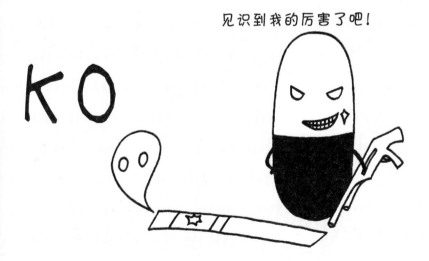

产后避孕药选用指南：

（1）哺乳女性在产后6个月之内只能选用：①单纯孕激素类口服避孕药；②注射孕激素（避孕针）；③植入孕激素（皮下埋植）。

（2）哺乳女性在产后6个月之后建议选用：①复方激素口服避孕药；②复方注射激素（避孕针）。

（3）产后不哺乳的女性建议在月经复潮之后选用：①复方激素口服避孕药；②复方注射激素（避孕针）。月经复潮之前应选用其他非激素避孕方法。

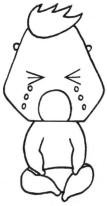

哇~这奶"有毒"~

新妈妈们在产后选择避孕药一定要慎之又慎，否则不仅会伤害妈妈脆弱的子宫，还会影响宝宝的健康。

避孕药本质上是一种激素避孕方法，因此常见的不良反应有月经失调、情绪兴奋或者低落、性欲下降、体重增加、出现面部痤疮或黄褐斑等。

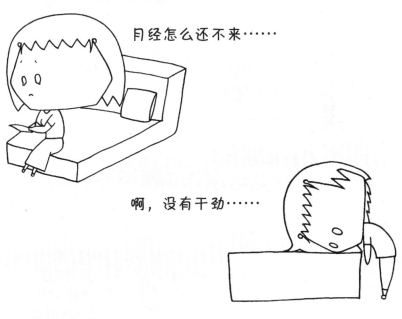

月经怎么还不来……

啊，没有干劲……

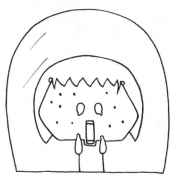

咦？我美丽的脸蛋儿呀！

166

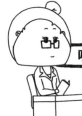

哪些人不能吃短效口服避孕药？

患糖尿病20年以上者，或者糖尿病伴有肾脏、视网膜、神经损害者或伴有血管合并症者。

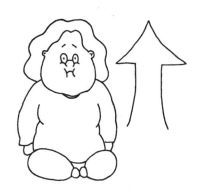

急慢性肝炎、肾炎患者及良性或恶性肝肿瘤患者，或有活动性胆囊疾患及有胆汁排泄先天性缺陷者。

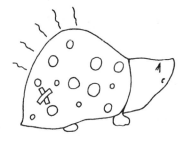

曾有服避孕药后黄疸史、瘙痒史，或偏头痛、抑郁症、过敏者。

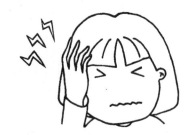

167

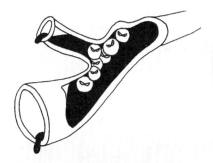

血栓、栓塞性疾病患者，或有脑血管意外及其病史者。

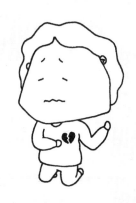

缺血性心脏病、冠心病及其病史者，高血压病患者。

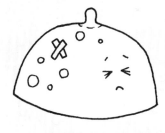

乳腺癌患者，或原因不明阴道流血患者。

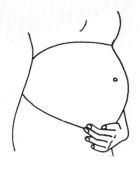

妊娠妇女。

短效口服避孕药对各种疾病的影响

疾病	长期服用患病概率
心血管疾病	较正常人两倍的概率患心脏病
癌症	乳癌患病率提高了26%
脑卒中	患缺血性脑卒中概率为2.75%
自身免疫疾病	50%的概率易患红斑性狼疮

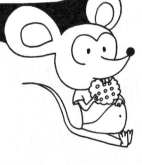

① 哺乳女性在产后6个月内只能选用哪几种避孕药？

② 哺乳女性在产后6个月后建议选用哪几种避孕药？

③ 产后不哺乳的女性建议在月经复潮之后选用哪几种避孕药？

④ 服用紧急避孕药是常规避孕方法吗？

⑤ 为什么在服用紧急避孕药后3天内，不可以哺乳？

⑥ 避孕药的不良反应有哪些？

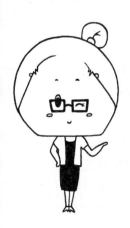

一起来做做看吧！

（答案参见232/233页）

避孕套——
你用对了吗?

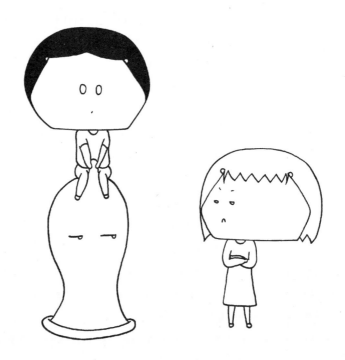

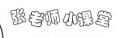

张老师小课堂

戴避孕套属于屏障避孕法，可阻挡精子到达子宫口处，从而阻断精子和卵子相遇，达到避孕的目的。

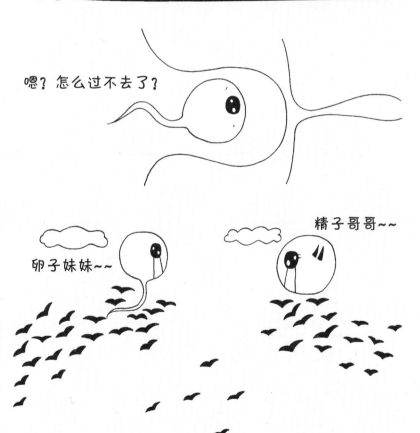

嗯？怎么过不去了？

卵子妹妹~~

精子哥哥~~

避孕套在坚持使用并且正确使用的前提下，避孕有效率可达98%。
但是男用避孕套的常规使用有效率仅仅为82%，女用避孕套有效率仅为79%。

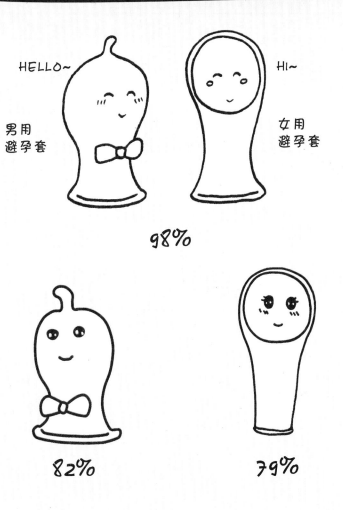

因此，在使用避孕套的过程中，常常会因为不正确的使用方法而发生意外妊娠。

怎么突然就怀孕了呢？？

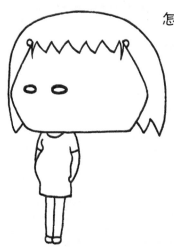

也不关我的事哦~

不关我的事！

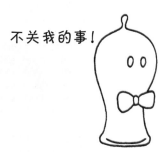

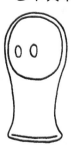

在使用避孕套的过程中，需要注意以下几个方面：

①要坚持使用，不能存在偶尔一次不用也不会"中招"的侥幸心理。

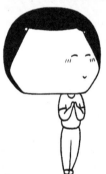

老婆，今晚……

咚！

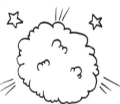

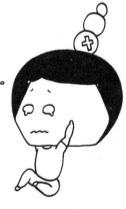

我话还没说完呢。

②从生殖器接触之前就应戴好避孕套，不能中途撤出，到快要射精之前再佩戴。

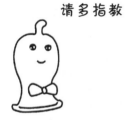 请多指教

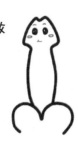

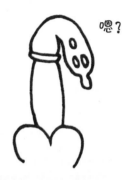 嗯?

③撕开包装的时候，要注意不要用牙，以免破坏避孕套。

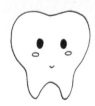 我这么可爱，你舍得吗?

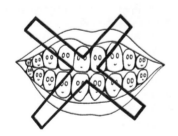

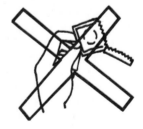

④避孕套一次戴一个，不能将两个及以上的避孕套叠加使用。这不但不会增加避孕效果，反而会增加避孕失败的概率。

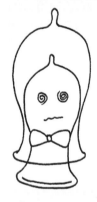

不行了，要死了~

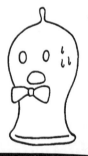

⑤避孕套有不同的大·小·型号，应选择适当型号，否则过紧易破裂，过松易滑脱。

L

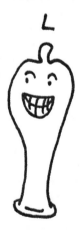

S

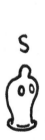

⑥男用避孕套不宜事先展开，而应在勃起的阴茎头上自龟头部分向根部展开。套上龟头前应捏瘪避孕套顶端供储存精液用的小气囊，排出里面的空气，以防止气囊中的空气遇热膨胀，使射精时精液向阴茎根部溢出。

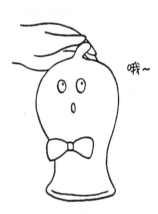

哦~

好像尺寸有点不对？

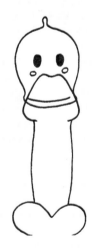

⑦避孕套只能使用水基润滑剂。凡士林、液体石蜡、搽脸油、食用油等均可在短时间内增加避孕套的脆性，使其在使用中破裂。

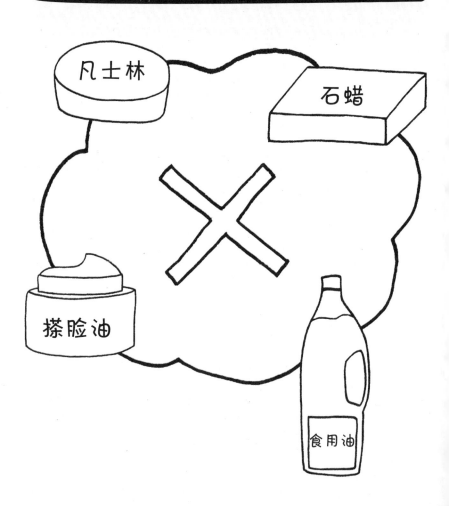

⑧男用避孕套应在射精后、阴茎疲软前以手指按住避孕套底部连同阴茎一起取出。取下避孕套时不可让精液流出，也不要让避孕套外面的阴道分泌物接触身体。每个避孕套只能使用一次，用过的避孕套应装入塑料袋扔进垃圾筒。

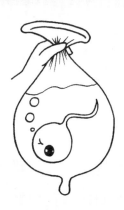

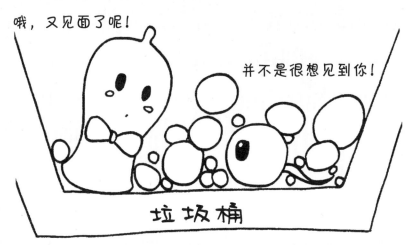

哦，又见面了呢！

并不是很想见到你！

垃圾桶

对于产后同房的夫妻来说，还需要注意以下几个方面：

①由于长时间禁欲，在使用家里的避孕套之前，要注意生产日期和保质期。不能使用过期的避孕套。

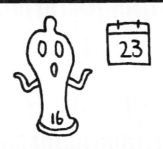

②虽然经过长时间禁欲，刚开始同房难免会有些冲动，但是选择了佩戴避孕套作为避孕方法，一定要一开始同房就使用并且坚持使用。

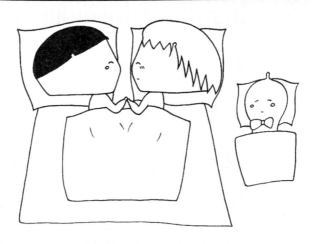

③即使再冲动也需要控制自己的力度，过于用力有可能会导致避孕套破裂。

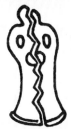

诶嘿？

④此外，男性应该给伴侣多一些前戏和爱抚，产后女性本身性欲较低，同时戴避孕套作为屏障避孕法，会使快感降低。

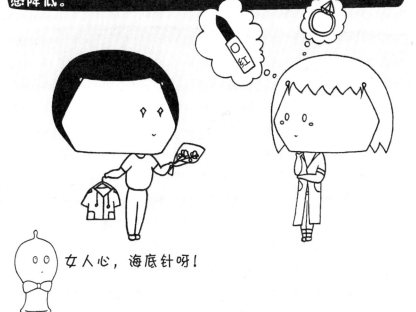

女人心，海底针呀！

避孕套
的副作用：

避孕套也有副作用？

当然了！

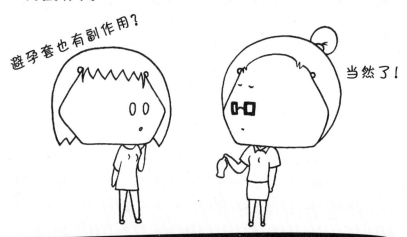

①乳胶过敏：
可出现红斑、瘙痒和小·水疱，甚至引起荨麻疹、哮喘和
过敏性休克。

哎，命途多舛说的就是我呀！

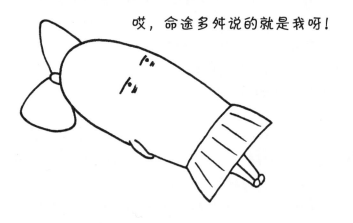

②使阴道滋生细菌：
避孕套外面的矿物油会破坏阴道里的酸性环境，使细菌更易滋生，进而引发女性阴道炎等妇科炎症。

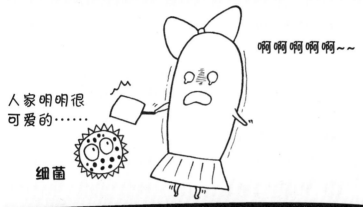

③损伤宫颈口：
避孕套不断撞击和摩擦宫颈口，会造成宫颈口损伤，久而久之可能引起宫颈炎。

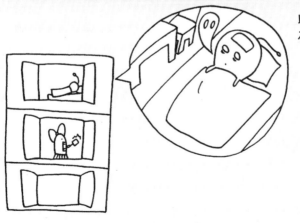

❶ 戴避孕套进行避孕的有效率是多少？避孕套的使用有效率又是多少？

❷ 同房过程中，从什么时候开始就应该佩戴避孕套？

❸ 避孕套只能在水基润滑剂还是油基润滑剂环境下使用？

❹ 男用避孕套如何佩戴？

❺ 男用避孕套如何取出？

❻ 对于产后同房的夫妻来说，使用避孕套还需要注意哪几点？

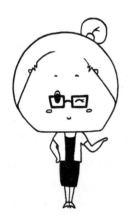

一起来做做看吧！

（答案参见233/234页）

避孕环——
产后上环要注意

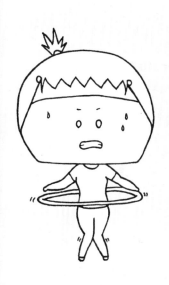

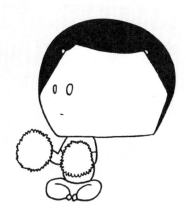

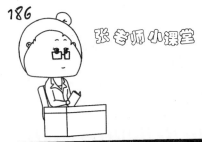

张老师小课堂

如果在生完一个宝宝以后，在较长的一段时间内都不打算要第二个宝宝，那么，女性可以选择上避孕环。

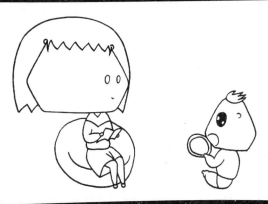

避孕环是宫内节育器的俗称，其实避孕环不只有环形的，曾被使用的宫内节育器多达好几百种，形状也是各式各样。

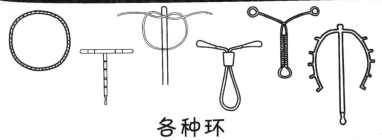

各种环

产后妈妈上环的时间需要注意，阴道分娩的情况下·3个月后上环，剖宫产后6个月才能上环。因为子宫恢复需要时间，如果不等子宫或者剖宫产伤口恢复好，上环容易引起出血和感染。

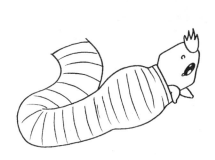

阴道分娩3个月

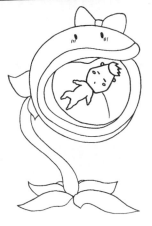

剖宫产6个月

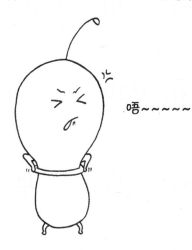

唔~~~~~~

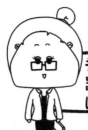

并不是所有人都适合用宫内节育器避孕，不宜使用的情况主要有以下几种：

①月经过多，不规则子宫出血或严重痛经。

吐血啦！救命呀！

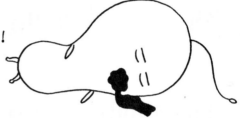

②生殖器炎症。

痛~~

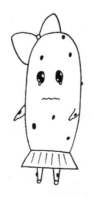

③子宫过小·（子宫腔深度小于5.5厘米）或子宫畸形。

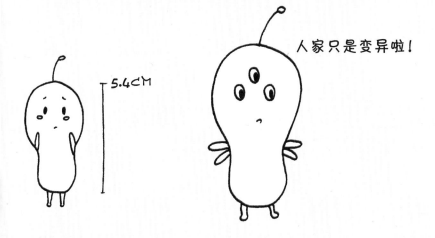

5.4CM

人家只是变异啦！

④生殖器肿瘤。

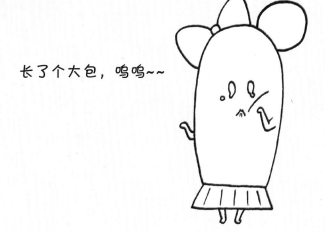

长了个大包，呜呜~~

⑤全身性疾病，如重度贫血、心力衰竭等。

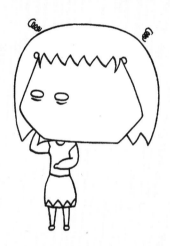

啊，头昏、眼花、肚子痛~

⑥宫颈过松或者重度撕裂，或严重子宫脱垂。

早知道不应该买XXXL号的…

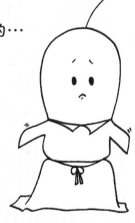

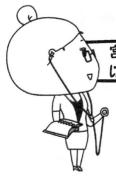

宫内节育器放置后可能会出现以下一些不良反应：

①阴道少量流血，下腹坠胀、隐痛或腰背酸痛。

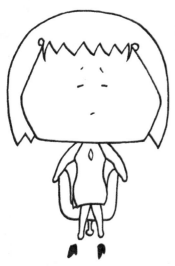

啊，腰疼、背疼、小肚子也疼……

②月经过多、经期延长，有些女性会发生阴道点滴状出血或不规则出血。

这个月的大姨妈都还没结束！

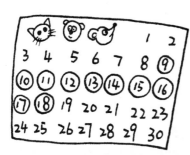

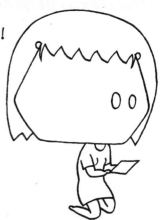

③极少数女性在放置含铜的宫内节育器时会出现皮肤瘙痒和皮疹等铜过敏反应。

咦？这是什么？！

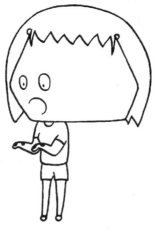

④此外，严重者还可引发盆腔炎、卵巢囊肿、子宫穿孔、不孕不育或宫外孕等。

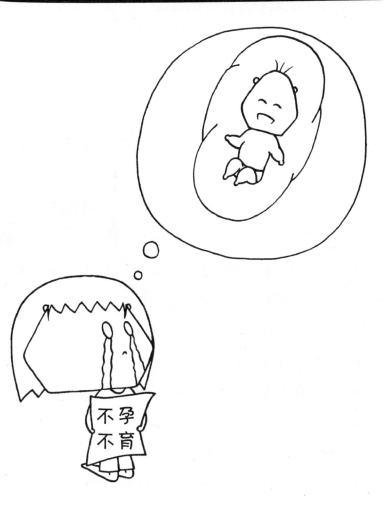

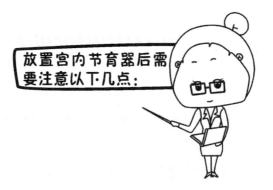

放置宫内节育器后需要注意以下几点：

① 放置后要休息2天，1周内不从事重体力劳动，2周内要避免同房。

老公，你挡着我看电视了……

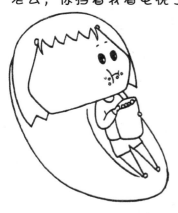

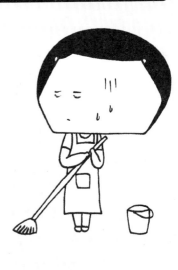

一周内

为了老婆，我忍！但是这个丑到爆炸的兔子是
什么呀！！

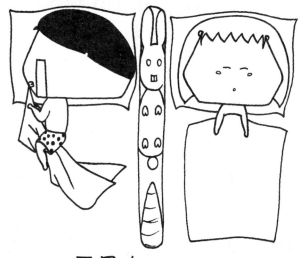

两周内

②放置后要注意是否脱落，如发现脱落，需要紧急避孕。

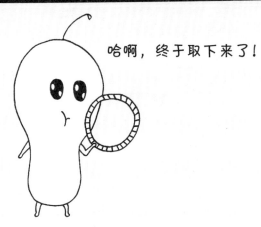

哈啊，终于取下来了！

③放置后需要定期到医院随访，首次随访时间为放置后1～3个月，第二次随访应在放置后6个月，第三次是放置后1年，以后每年随访一次。

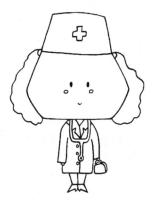

❶ 避孕环是哪种避孕工具的俗称?

❷ 阴道分娩的女性，产后多久才能上环?

❸ 剖宫产后多久才能上环?

❹ 不能使用避孕环的情况主要有哪些?

❺ 使用避孕环以后有可能出现哪些不良反应?

❻ 放置宫内节育器以后需要注意哪几点?

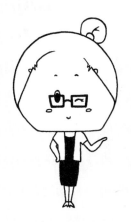

一起来做做看吧!

（答案参见235/236页）

自然避孕法——
自然的避孕方法

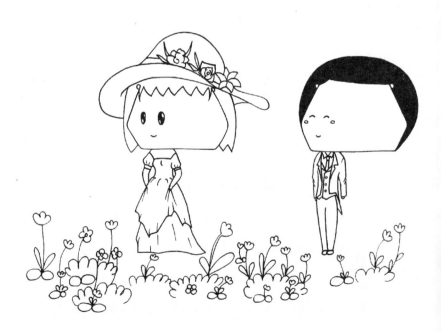

哺乳闭经避孕法，又称为SM……

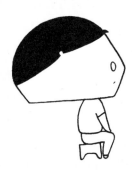
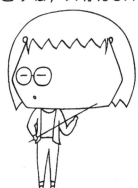

症状体温法，又称为ML……

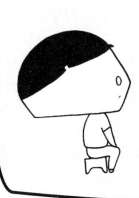
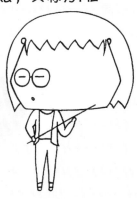

老婆，这和书上讲的不一样呢？

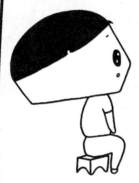

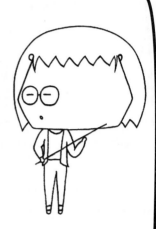

这位同学，你是在质疑你老婆的文化和美貌吗？

我错了，女王大人！

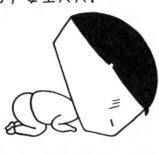

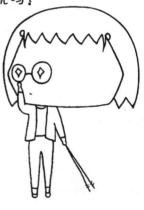

张老师小课堂

产后自然避孕法中使用最多的是哺乳闭经避孕法（参见第三章第十二节），但是哺乳闭经避孕法仅适用于产后有长期哺乳计划的女性，并且前提是一定要纯母乳喂养。

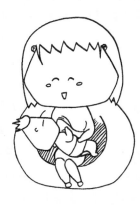

纯母乳喂养

奶粉

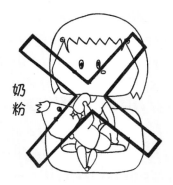

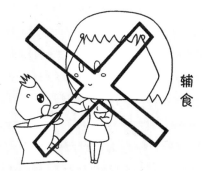

辅食

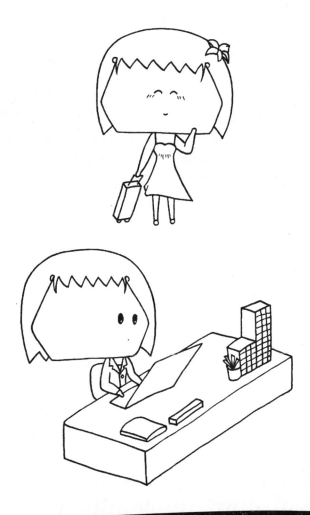

由于不少女性在休完产假后会重回工作岗位，因此坚持纯母乳喂养比较困难，对于这部分不适合哺乳闭经避孕法使用规则，但又想用自然避孕法避孕的妈妈，症状体温法是一个不错的选择。

症状体温法的适用范围广泛，对于产后女性来说，部分母乳喂养、人工喂养，以及其他超出纯母乳喂养范围（产后超过6个月、阴道出血、添加辅食）的妈妈都可以采用症状体温法进行避孕。

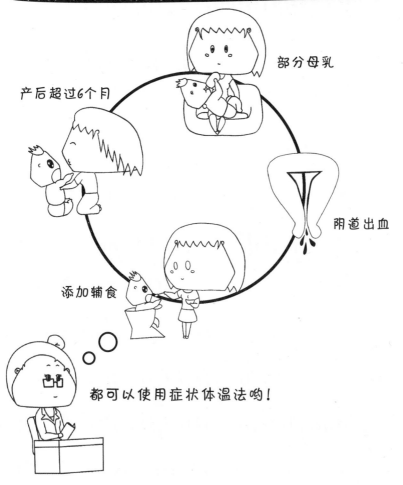

部分母乳

产后超过6个月

阴道出血

添加辅食

都可以使用症状体温法哟！

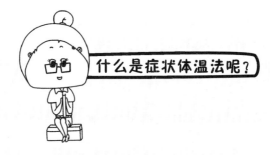

什么是症状体温法呢？

症状体温法是通过测量基础体温与观察宫颈黏液来判断可孕期与不孕期的计划生育方法，是自然避孕法中最安全可靠的一种。

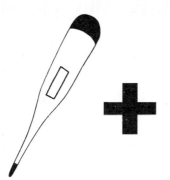

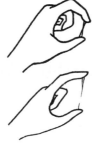

基础体温
+
黏液

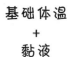

卵子妹妹在哪儿呢？

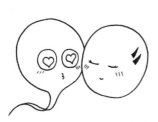

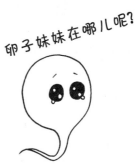

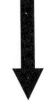

可孕
或
不可孕

单纯基础体温法与单纯宫颈黏液法都是安全有效的，正确使用的情况下，有效率都能高达99%以上，并且使用者遍布世界上100多个国家和地区。

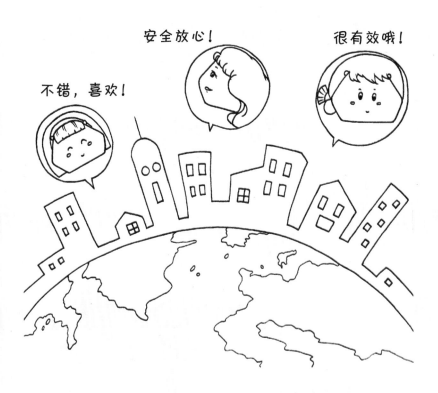

基础体温法和宫颈黏液法相结合的症状体温法相当于避孕双保险，是自然避孕方法中集大成者。

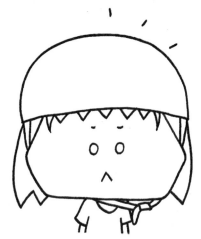

戴上头盔……

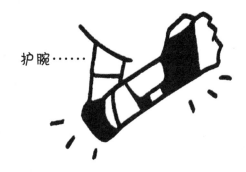

护腕……

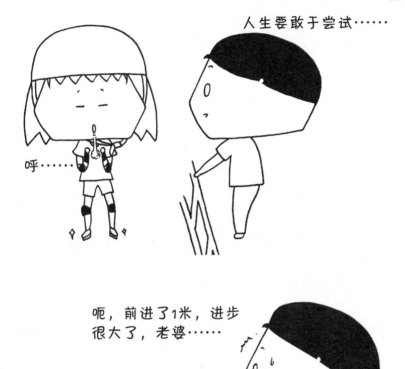

根据大量临床实验结果表明：症状体温法在正常使用的前提下，避孕有效率高达98.2%；在正确使用的情况下，避孕有效率高达99.6%。

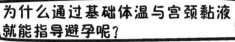

为什么通过基础体温与宫颈黏液就能指导避孕呢？

因为基础体温与宫颈黏液的变化都是排卵的标志。

1.临近排卵时，卵巢开始大量分泌孕激素，孕激素引起基础体温升高0.2～0.5℃，排卵后孕激素与基础体温一直保持高位。因此，持续观察基础体温是否升高，就可以判断本周期是否已经排卵。

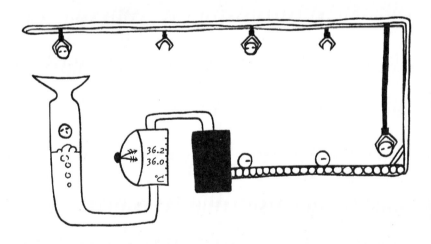

2.排卵前几天，体内雌激素上升，宫颈受到雌激素的刺激而开始分泌黏液，此黏液具有可识别的特征；临近排卵时，体内孕激素上升，孕激素刺激阴道内壁而液化宫颈黏液，此时宫颈黏液消失。因此，宫颈黏液只出现在排卵前3~5天至排卵后1~2天。

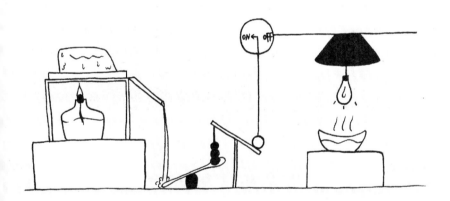

不想当科学家的老师不是好医生……

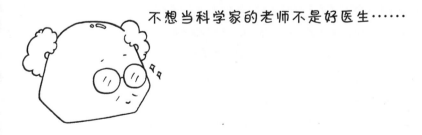

3.宫颈黏液还是精子存活的必要条件。宫颈黏液对精子的作用体现在下面三个方面：

①提供营养：

因为没有宫颈黏液时，阴道PH值为3~4（酸性）。

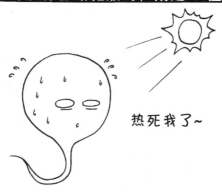

热死我了~

分泌宫颈黏液时，阴道PH值为7.2~7.8（碱性）。

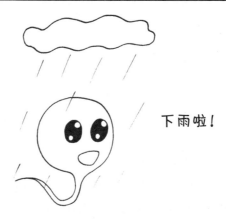

下雨啦！

精子只有在碱性环境才能存活，即只有存在宫颈黏液时才可能受孕。

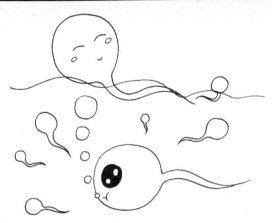

② 提供通道：

在接近排卵的几天，宫颈黏液的结晶形式会变成平行分布的针状（在显微镜下可见），以利于精子通行。

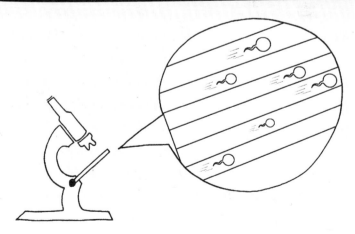

③控制质量：

宫颈黏液会吸附并筛除低质量的精子，保留高质量的精子。

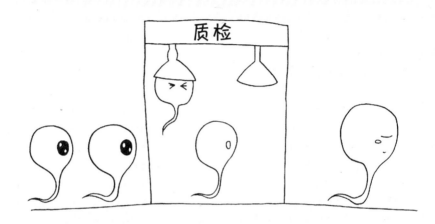

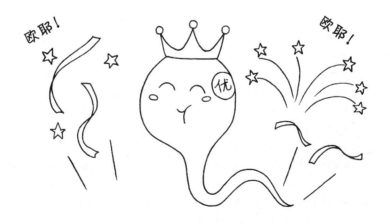

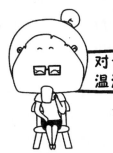

对于产后的女性，使用症状体温法的优点有以下几方面：

①自然、无不良反应。

纯天然无添加
蔬菜果汁

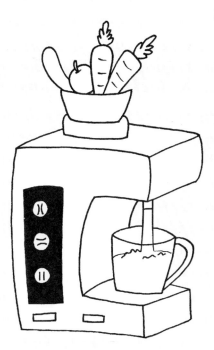

②在不孕期可无隔膜避孕，性体验好。

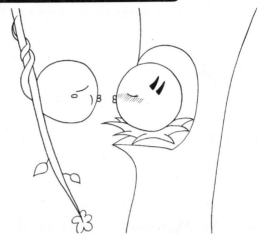

③需要夫妻双方配合，在配合的过程中能增进双方感情，也可增强丈夫的责任心。

不用怕，有我牵着你呢~~

怕~~

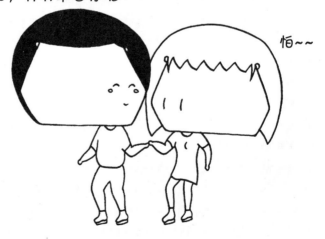

④通过观察宫颈黏液和基础体温，女性可更加了解自己身体，除了监测生育力恢复情况，对于一些妇科疾病的早期发现也有积极作用。

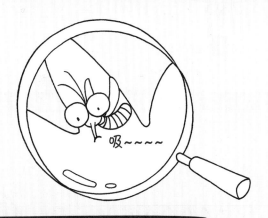

⑤如果有再生育计划，也可以帮助优生优育。

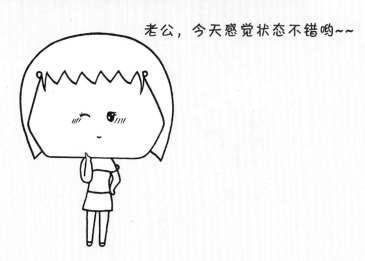

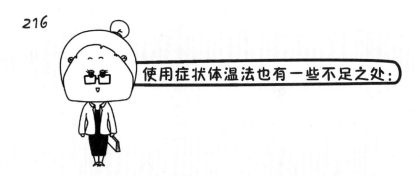

使用症状体温法也有一些不足之处：

①需要购买专业的体温监测设备配合使用。

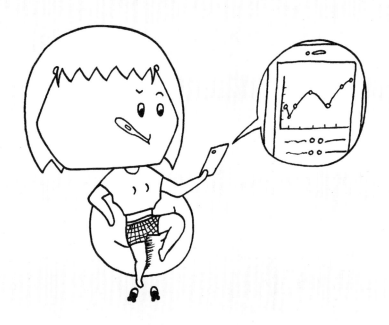

②需要伴侣配合，如果伴侣配合度不高，则不适合使用。

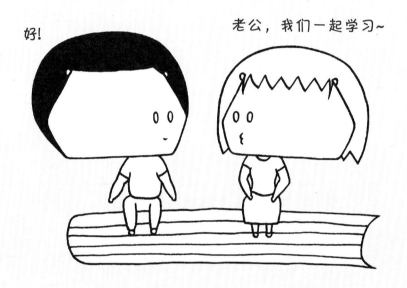

好!

老公，我们一起学习~

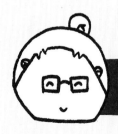

对于症状体温法的使用方法感兴趣的读者，敬请关注系列书籍《自然避孕法》！

1 什么是症状体温法?

2 为什么通过测量基础体温和观察宫颈黏液就可以指导避孕呢?

3 对于产后女性,使用症状体温法的优点是什么?

4 症状体温法有哪些不足之处?

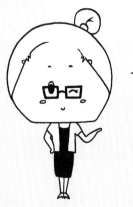

一起来做做看吧!

(答案参见237/238页)

你答对了吗？

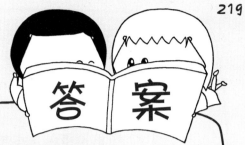

答 案

你答对了吗？

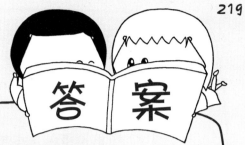

答　案

第一节 产后何时爱？

❶ 顺产后多少天去检查，结果显示身体恢复良好就可以同房？

答：42天。

❷ 剖宫产后一般要多久才能同房？

答：3个月。

❸ 使用其他手术助产或产褥期中有感染、发热、出血等情况的产妇，大约产后多久才能同房？

答：70天。

第二节 只要爱，不要疼

❶ 哪些原因可能会引起产后性交疼痛呢？

答：（1）哺乳期雌激素水平降低，性欲下降，因此阴道润滑程度低，因干涩会引发疼痛。

（2）生产时会阴侧切的产妇，则可能由于缝合和伤口恢复的原因，产生疼痛。

（3）剖宫产的产妇需要休养的时间较长，从而性生活间隔时间长，前几次同房也可能发生性交疼痛。

（4）产妇自身有妇科炎症，如阴道炎、外阴炎、宫颈炎、子宫腔粘连等情况，也会引发性交疼痛。

（5）心里紧张和恐惧因素。女性由于分娩形成的对疼痛的回忆和恐惧也可能会在性生活的时候带来疼痛。

❷ 解决阴道干涩引起的疼痛，我们可以怎么做？

答：可以去医院找医生开专用的医用润滑剂。

❸ 什么样的运动可以改善性交疼痛呢？

答：盆底肌肉训练（KEGEL运动）。

第三节 性趣去哪儿了？

❶ 雌激素对女性的性功能有哪些作用？

答：雌激素可调节阴道壁血管平滑肌，改善局部血液运输和循环，促进黏膜润滑，提高性欲。

❷ 哺乳期的女性为什么会出现低雌激素的环境？

答：哺乳刺激乳头，影响内分泌，产生催乳素，催乳素会抑制雌激素的产生。

❸ 哺乳期女性低雌激素的情况需不需特别使用药物治疗？

答：一般来说，不需要特别使用药物治疗。待新妈妈们生理功能恢复，产后性冷淡自然就消失了。

第四节 新爸爸PK新宝宝

❶ 催产素对产后女性有什么作用？

答：催产素有助于生产、哺乳和增强与宝宝的联系，还能促进人类的亲密关系和亲社会行为。

❷ 是否只有女性会分泌催产素？

答：分泌催产素不是新妈妈的专利，男性和女性都会分泌催产素。

❸ 哪些行为有助于催产素的产生？

答：做爱和拥抱等亲密行为能促使催产素的分泌。

第五节 新爸爸不心急

❶ 关于产后同房，新爸爸需要注意哪些方面？

答：（1）创造良好的氛围。
（2）做好清洁。
（3）需要做足前戏。
（4）说出爱和赞美。
（5）采取合适的体位。
（6）动作轻柔。
（7）小心呵护乳房。

❷ 为什么产后同房需要做足前戏？

答：产后女性由于雌激素下降，性欲低下，阴道干涩，因此需要充足的前戏让阴道润滑及达到性唤起。

❸ 为什么不能强力挤压乳房？

答：强力挤压会使乳房内部软组织发生挫伤或引起增生。

第六节 意外？不意外

❶ 什么是非意愿妊娠？

答：非意愿妊娠俗称"意外怀孕"，是指"不管是否采取避孕措施，妇女在没有意愿和计划时发生的妊娠"。对于产后妇女，是否采取避孕措施、避孕效果如何，直接影响生殖健康。

❷ 造成产后非意愿妊娠的主要原因是什么？

答：避孕知识的缺乏。

第七节 解决意外风险大

❶ 为什么产后1年内进行人工流产的女性人工流产综合征的发生概率高？

答：在产后1年内进行人工流产，由于女性体内激素水平的改变，对婴儿的照顾以致精力分散，产后焦虑的高发，使得人工流产综合征发生概率高于非产后人工流产的女性。

❷ 为什么剖宫产后的人工流产是高危人工流产？

答：（1）剖宫产后妊娠的人工流产术由于子宫瘢痕形成，增加了人工流产的难度，风险也进一步增大。近年来，随着剖宫产率的增加，哺乳期瘢痕子宫再妊娠的人工流产率增高。

（2）由于产时未经阴道分娩，剖宫产后哺乳期子宫与宫颈较紧，子宫前壁瘢痕处更易发生子宫穿孔。

（3）剖宫产术后患者子宫多粘连、位置上提、活动度差，加大了人工流产手术的难度。

（4）更有甚者，由于哺乳期闭经，部分女性未意识到妊娠，直至孕中期，乳汁减少、自觉胎动，方意识到妊娠，从而选择做孕期引产，增加了子宫破裂的风险。

（5）除此之外，剖宫产后的人工流产，在疼痛、不全流产和出血量上都显著高于顺产后的人工流产。

❸ 为什么哺乳期的人工流产是高危人工流产？

答：哺乳期由于卵巢功能受抑制，雌激素水平低，子宫肌层组织软而薄，施行人工流产手术过程中，若操作稍用力即可致子宫穿孔。哺乳期终止妊娠的并发症，如子宫穿孔、胎盘粘连、出血的发病率均高于非哺乳期。

第八节 接受意外不容易（一）

❶ 什么是生育间隔？

答：世界卫生组织(WORLD HEALTH ORGANIZATION, WHO)对生育间隔下的定义：分娩后至下次妊娠之间的间隔时间。

❷ 对于肚子里的宝宝来说，短生育间隔有什么危害？

答：生育间隔过短会影响母体内铁和叶酸等营养素的存储，母体营养物质补充充分之前怀孕，会使宝宝发育低于胎龄，体重低于正常水平，并且易发早产。

并且相关研究发现，生育间隔过短会增加儿童罹患自闭症和精神分裂症等疾病风险。

❸ 对于母亲来说，短生育间隔有什么危害？

答：过短的生育间隔会导致母亲围产期的发病率和死亡率上升。生育间隔在6个月内，产妇死亡、产前出血、胎膜早破和贫血发生的风险大于生育间隔为18~23个月的女性。

❹ 对于大宝来说，短生育间隔有什么危害？

答：妈妈在哺乳期怀孕，会导致乳汁分泌减少，质量下降，影响大宝的身体成长和心理成长。

第九节 接受意外不容易（二）

❶ 为怀孕所准备的叶酸在孕前多久就应该开始补充？
答：在怀孕前3个月就应该补充。

❷ 刚生育完宝宝，母亲体内的叶酸是否会缺乏？

答：妈妈的身体在产后还没有恢复好，此时母体的叶酸是缺乏的状态。

❸ 受激素的影响，母亲在产后和怀孕的时候，情绪上会发生哪些变化？

答：由于产后激素的变化，女性容易产生产后焦虑。产后的怀孕，又是一次体内激素的巨大变化，会使女性变得敏感。

第十节 月经不来也会怀孕?

❶ 为什么女性产后会闭经一段时间?

答：产后的女性由于生产过后身体机能需要一段时间恢复，因此暂时是不具备生育力的。同时哺乳会使母体分泌催乳素和催产素，抑制雌激素的分泌，因此抑制了排卵，延后了月经复潮。

❷ 是不是所有的女性在产后都会有很长的闭经时间?

答：不是，只有纯母乳喂养的女性有可能会在产后长时间不来月经。

❸ 纯母乳喂养、混合哺乳和人工哺育，一般哪种情况下闭经时间最长?

答：有研究显示，纯母乳喂养者闭经时间最长，混合哺乳喂养者次之，人工哺育者闭经时间最短。

❹ 为什么有的女性产后没有来月经，不避孕同房后就怀孕了呢?

答：有部分女性产后第一次月经复潮是无排卵的月经，但是众多女性恢复排卵是在月经复潮之前，当第一次排卵时同房，就有可能会怀孕。

第十一节 什么是产后自然避孕法?

❶ 产后只要没来月经，同房就不会怀孕，这种说法对吗?

答：不对。

❷ 有没有哺乳期可以无保护同房的可靠避孕方法?

答：有，产后自然避孕法。

❸ 什么是自然避孕法?

答：自然避孕法（natural family planning, NFP）是指育龄女性通过持续观察和记录基础体温与宫颈粘液等生理体征，判定可孕期与不孕期，从而实现自然避孕或计划怀孕的一种计划生育方法。

包含基础体温法、宫颈黏液法、症状体温法、哺乳闭经避孕法等。安全期法是自然避孕法中最不可靠的一种，不建议单独使用。

❹ 目前使用最广泛的自然避孕法是什么?

答：目前使用最广泛的自然避孕法是哺乳闭经避孕法（lactational amenorrhea method, LAM）。1988年，LAM被世界卫生组织（WHO）认可，专门针对产后哺乳女性，作为联合国推行计划生育的措施之一。

第十二节 如何使用哺乳闭经避孕法？

❶ 使用哺乳闭经避孕法必须满足哪三个条件？

答：（1）纯母乳喂养。

（2）使用时间在产后6个月内。

（3）使用期间没有任何阴道出血（产后8周内的出血不算）。

❷ 什么是纯母乳喂养？

答：纯母乳喂养：

（1）除了母乳不喂任何食物。

（2）24小时内至少哺乳6次，最长哺乳间隔不超过6小时。

（3）宝宝未使用任何安慰奶瓶和安慰奶嘴。

母乳喂养减少，或者用辅食替代母乳，或者婴儿整夜睡眠而不需要哺乳的时候，就应该预计生育力将要恢复，不能再采用哺乳闭经避孕法了。

❸ 哺乳方式与月经复潮有什么关系？

答：哺乳的时间越长，一天内哺乳的次数越多，则越有可能延长月经复潮的时间。但是即使月经还没有来，产后6个月哺乳闭经避孕法的失效率也会由1%增高至3%~6%，因此不能再采取LAM进行避孕了。

❹ 坚持母乳喂养的好处有哪些？

答：（1）对于宝宝来说，母乳有利于婴儿身体以及智力的发育；母乳是婴儿最好的营养品；母乳喂养的宝宝抵抗力强，不易肥胖。

（2）对于母亲来说，哺乳刺激了垂体后叶分泌催产素，有利于母亲子宫的复旧以及形体的恢复，增加了妈妈产后的自信心。

（3）哺乳增加了母婴接触的机会，加强了母亲与宝宝之间的情感交流，有利于宝宝今后心理的健康发展。

❺ 哪些情况下不适合使用哺乳闭经避孕法？

答：（1）有艾滋病、乙型病毒性肝炎等可通过母乳感染宝宝的女性不适合哺乳。

（2）正在使用特殊药物，如抗癌药环磷酰胺、放射性药物，四环素、氯霉素等抗生素以及丙酮苄羟，香豆素、抗甲状腺素药物、抗代谢药物，皮质激素以及利舍平等的新妈妈，不宜哺乳。

（3）有烟酒及毒品等嗜好者不能哺乳。

（4）患有半乳糖血症的婴儿不适合母乳喂养。

第十三节 知情选择—明明白白地避孕

❶ 什么是避孕方法知情选择？

答：避孕方法知情选择是指国家提供充分有效的计划生育和避孕方法的信息，介绍各种避孕方法的效果、作用机制、适应证、禁忌证、优缺点、实施方法、注意事项、可能出现的不良反应及其处理方法，使需要采取避孕措施的育龄女性在充分了解情况的基础上，根据计划生育的要求，自主、自愿而且负责任地做出决定，选择安全、有效、适合自己情况的避孕措施。

❷ 是不是每一种避孕方法都各有优点和缺点？

答：是的，没有一种完美的避孕方法。

❸ 为什么不同的人要选择不同的避孕方法？

答：因为每个人的生育要求、身体情况和喜好都不一样，所以选择的避孕方法也是不一样的。

❹ 为什么不能选择一种避孕方法伴随整个育龄期？

答：知情选择也是一个动态的过程，避孕伴随整个育龄期，随着每个阶段避孕需求的不同，要适当地调整避孕方法。比如产后计划长期哺乳的女性，就可以采用哺乳闭经避孕法在这个阶段进行避孕。

第十四节 避孕药—千万"药"小心

❶ 哺乳女性在产后6个月内只能选用哪几种避孕药?

答：①单纯孕激素类口服避孕药；②注射孕激素（避孕针）；③植入孕激素（皮下埋植）。

❷ 哺乳女性在产后6个月后建议选用哪几种避孕药?

答：①复方激素口服避孕药；②复方注射激素（避孕针）。

❸ 产后不哺乳的女性建议在月经复潮之后选用哪几种避孕药?

答：①复方激素口服避孕药；②复方注射激素（避孕针）。

❹ 服用紧急避孕药是常规避孕方法吗?

答：紧急避孕药不是常规的避孕方法，而是无保护性交或者避孕方法失败后，为了防止意外妊娠的发生而采取的一种紧急处理办法。

❺ 为什么在服用紧急避孕药后3天内，不可以哺乳?

答：因为紧急避孕药里的高雌激素会影响乳汁成分。

6 避孕药的不良反应有哪些？

答：常见的副作用有月经失调、情绪兴奋或者低落、性欲下降、体重增加、出现面部痤疮或黄褐斑等。

第十五节 避孕套—你用对了吗？

1 戴避孕套进行避孕的有效率是多少？避孕套的使用有效率又是多少？

答：避孕套在坚持使用并且正确使用的前提下，避孕有效率可达98%。但是男用避孕套的常规使用有效率仅仅为82%，女用避孕套有效率仅为79%。

2 同房过程中，从什么时候开始就应该佩戴避孕套？

答：从生殖器接触之前就要戴好避孕套，不能中途撤出，到快要射精之前再佩戴。

3 避孕套只能在水基润滑剂还是油基润滑剂环境下使用？

答：避孕套只能使用水基润滑剂。凡士林、液体石蜡、搽脸油、食用油等均可在短时间内增加避孕套的脆性，使其在使用中破裂。

④ 男用避孕套如何佩戴？

答：男用避孕套不宜事先展开，而应在勃起的阴茎头上自龟头部分向根部展开。套上龟头前应捏瘪避孕套顶端供储存精液用的小气囊，排出里面的空气，以防止气囊中的空气遇热膨胀，使射精时精液向阴茎根部溢出。

⑤ 男用避孕套如何取出？

答：男用避孕套应在射精后、阴茎疲软前以手指按住避孕套底部连同阴茎一起取出。取下避孕套时不可让精液流出，也不要让避孕套外面的阴道分泌物接触身体。每个避孕套只能使用一次，用过的避孕套应装入塑料袋扔进垃圾筒。

⑥ 对于产后同房的夫妻来说，使用避孕套还需要注意哪几点？

答：（1）由于长时间禁欲，在使用家里的避孕套之前，要注意生产日期和保质期。不能使用过期的避孕套。

（2）虽然经过长时间禁欲，刚开始同房难免会有些冲动，但是选择了佩戴避孕套作为避孕方法，就一定要一开始同房就使用并且坚持使用。

（3）即使再冲动也需要控制自己的力度，过于用力有可能会导致避孕套破裂。

（4）此外，男性应该给伴侣多一些前戏和爱抚，产后女性性欲较低，同时戴避孕套作为屏障避孕法，会使快感降低。

第十六节 避孕环—产后上环要注意

❶ 避孕环是哪种避孕工具的俗称？

答：宫内节育器。

❷ 阴道分娩的女性，产后多久才能上环？

答：3个月。

❸ 剖宫产后多久才能上环？

答：6个月。

❹ 不能使用避孕环的情况主要有哪些？

答：（1）月经过多，不规则子宫出血或严重痛经。

（2）生殖器炎症。

（3）子宫过小（子宫腔深度小于5.5厘米）或子宫畸形。

（4）生殖器肿瘤。

（5）全身性疾病，如重度贫血、心力衰竭等。

（6）宫颈过松或者重度撕裂，或严重子宫脱垂。

❺ 使用避孕环以后有可能出现哪些不良反应?

答:(1)阴道少量流血,下腹坠胀、隐痛或腰背酸痛。

(2)月经过多、经期延长,有女性会发生阴道点滴状出血或不规则出血。

(3)极少数女性在放置含铜的宫内节育器时会出现皮肤瘙痒和皮疹等铜过敏反应。

(4)此外,严重者还可引发盆腔炎、卵巢囊肿、子宫穿孔、不孕不育或宫外孕等。

❻ 放置宫内节育器以后需要注意哪几点?

答:(1)放置后要休息2天,1周内不从事重体力劳动,2周内要避免同房。

(2)放置后要注意是否脱落,如发现脱落,需要紧急避孕。

(3)放置后需要定期到医院随访,首次随访时间为放置后1~3个月,第二次随访应在放置后6个月,第三次是放置后1年,以后每年随访一次。

第十七节 自然避孕法—自然的避孕方法

❶ 什么是症状体温法？

答：症状体温法是通过测量基础体温与观察宫颈黏液来判断可孕期与不孕期的计划生育方法，是自然避孕法中最安全可靠的一种。

❷ 为什么通过测量基础体温和观察宫颈黏液就可以指导避孕呢？

答：因为基础体温与宫颈黏液的变化都是排卵的标志。

（1）临近排卵时，卵巢开始大量分泌孕激素，孕激素引起基础体温升高0.2~0.5℃，排卵后孕激素与基础体温一直保持高位。因此，持续观察基础体温是否升高，就可以判断本周期是否已经排卵。

（2）排卵前几天，体内雌激素上升，宫颈受到雌激素的刺激而开始分泌黏液，此黏液具有可识别的特征；临近排卵时，体内孕激素上升，孕激素刺激阴道内壁液化宫颈黏液，此时宫颈黏液消失。因此，宫颈黏液只出现在排卵3~5天和排卵后1~2天。

宫颈黏液还是精子存活的必要条件。宫颈黏液对精子的作用体现在：①提供通道；②提供营养；③控制质量。

❸ 对于产后女性，使用症状体温法的优点是什么？

答：（1）自然、无不良反应。

（2）在不孕期可无隔膜避孕，性体验好。

（3）需要夫妻双方配合，在配合的过程中能增进双方感情，也可增强丈夫的责任心。

（4）通过观察宫颈黏液和基础体温，女性可更加了解自己身体，除了监测生育力恢复情况，对于一些妇科疾病的早期发现也有积极作用。

（5）如果有再生育计划，也可以帮助优生优育。

❹ 症状体温法有哪些不足之处？

答：（1）需要购买专业的体温监测设备配合使用。

（2）需要伴侣配合，如果伴侣配合度不高，则不适合使用。

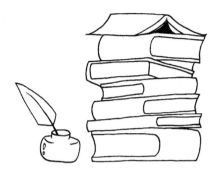

参考文献

[1] 程利南.产后避孕技术进展[J].中国实用妇科与产科杂志,2001,17(9):516-518.

[2] 陈翠辉,许雪梅,黄丽.Kegel运动和全程性健康教育对产后性问题的影响[J].中外医学研究,2012,10(24):74-75.

[3] 宫巧红,王斌,唐高红.产后性健康宣教对产妇产后性问题影响的效果评价[J].中国全科医学,2005,8(11):908-909.

[4] 孙文娟,李苏,徐永萍.女性产后性功能障碍及其影响因素[J].生殖与避孕,2013,33(9):636-642.

[5] 李玉荣,付式琪,崔香连.女性产后性问题及相关因素分析[J].中国妇幼保健,2005,20(3):334-336.

[6] 茅清,苏小茵,高玲玲,等.初产妇配偶的压力及其影响因素[J].中国心理卫生杂志,2008,22(1):37-39.

[7] 田艳玲,闫学明,杜晓娜.非意愿妊娠妇女避孕知识态度、行为调查[J].中国妇幼健康研究,2013,24(2):159-162.

[8] 方芳,刘春兰.产后1年内意外妊娠妇女避孕状况调查[J].中国妇产科临床杂志,2013(6):487-489.

[9] 黄咏梅,程利南.产后避孕服务的研究进展[J].中国妇幼健康研究,2008,19(2):157-159.

[10] 金力.产后避孕的必要性及知情选择[J].中国计划生育和妇产科,2012,4(6):16-18.

[11] 罗静雯,常青.产后避孕的研究进展[J].中华妇幼临床医学杂志(电子版),2013,9(3):351-354.

[12] 李晶,吴尚纯,夏安新,等.产后妇女对产后避孕的认知与态度调查[J].中国计划生育学杂志,2014,22(9):594-597.

[13] FRANK-HERRMANN P,HEIL J,GNOTH C,et al.The effectiveness of a fertility awareness based method to avoid pregnancy in relation to a couple's sexual behaviour during the fertile time:a prospective longitudinal study[J].Human Reproduction,2007,22(5):1310-1319.

[14] FRANK-HERRMANN P,FREUNDL G,BAUR S,et al.Effectiveness and acceptability of the symptothermal method of natural family planning in Germany[J].American Journal of Obstetrics & Gynecology,1991,165(6):2052-2054.

[15] 牛晓岑,黄丽丽.哺乳闭经避孕法的研究进展[J].中华妇产科杂志,2009,44(1):77-78.

[16] 刘梦梅.哺乳闭经避孕法(LAM)[J].国际生殖健康/计划生育杂志,1995(3):141-143.

[17] 尹亚楠,罗碧如.母乳喂养的研究进展[J].中华妇幼临床医学杂志:电子版,2013,9(6):721-724.

[18] 朱骊.哺乳期闭经避孕研究[J].中国现代医生,2007,45(12):56-56.

[19] 杨玉培, 刘玉玲, 郭沛沛, 等. 344例女性产后1年内意外妊娠人工流产调查[J]. 实用医学杂志, 2016, 32(4): 659-661.

[20] 熊薇, 刘兴会. 从产科视角看产后避孕[J]. 中国计划生育和妇产科, 2012, 4(6): 19-20.

[21] 佚名. 怀孕间隔时间过短增加儿童自闭症发生风险[J]. 中华妇幼临床医学杂志（电子版）, 2011(1): 42-42.

[22] 张红梅, 吴爱勤, 沈宗姬. 计划与非计划妊娠对产前心理状态的影响——基于SCL-90量表的比较研究[J]. 现代预防医学, 2004, 31(1): 31-32.

[23] CHE Y, CLELAND J. Unintended pregnancy among newly married couples in Shanghai[J]. International Family Planning Perspectives, 2004, 30(1): 6-11.

[24] LOPEZ LM, HILLER JE, GRIMES DA. Postpartum education for contraception: a systematic review[J]. Obstetrical&Gynecological Survey, 2010, 65(5): 325.

[25] BUJOLD E, MEHTA SH, BUJOLD C, et al. Interdelivery interval and uterine rupture[J]. American Journal of Obstetrics & Gynecology, 2002, 187(5): 1199-202.

[26] 世界卫生组织组织生殖健康与研究部. 避孕方法选用的医学标准[M]. 北京: 中国人口出版社, 2011.

[27] BIAN Y. Chinese Social Stratification and Social Mobility[J]. Annual Review of Sociology, 2002, 28(28): 91-116.

[28] 程利南, 徐晋勋. 安全避孕就这么简单[M]. 上海: 上海科学技术出版社, 2011: 83.

[29] 方爱华,王益鑫.计划生育技术[M].上海：上海科学技术出版社, 2012: 82-106.

[30] 程利南，徐晋勋.意外妊娠的预防及其处理[M].上海：复旦大学出版社, 2013: 46-61.

[31] FLETCHER SW, COLDITZ GA. Failure of estrogen plus projestin therapy for pervention[J]. JAMA. 2002, 288(3):321-333.

[32] 徐晋勋,严隽鸿,范德珍.上海市688对育龄夫妇连续使用Billings自然避孕法的临床效果观察及实验研究[J].生殖与避孕, 1993, 13(3).

[33] 王德启,艾晓清,赵国华,等.Biilings排卵法在避孕与受孕的应用研究[J].生殖医学杂志, 1995, 4(2):104.

[34] 郭红,金碧华,肖建平.稽留流产、葡萄胎妇女使用Billings法避孕效果观察[J].生殖与避孕, 2005, (03):159-162.

[35] 金碧华,杨祖菁,徐晋勋,等.654例育龄妇女使用比林斯法一年的临床效果[J].生殖与避孕, 2004, 24(3):154-156.

后 记

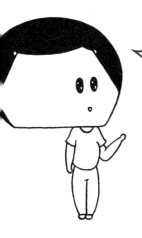

老婆，看了这本书我才知道，没有一种万能的避孕方法是适合所有人的，要根据自身的情况结合避孕方法的优缺点来选择才是最好的。

老公，我觉得自然避孕法比较适合我们现在的情况，没有不良反应，对宝宝也好，也方便我们生二胎，但是还想进一步了解一下。

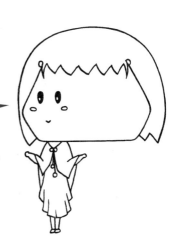

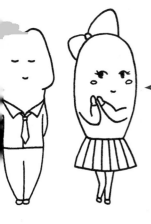

本书作者张燕老师作为中国自然避孕法领域研究最全面的老师，学习德国与澳大利亚的自然避孕法技术，结合中国女性的特点，会在另一本《自然避孕法》中带大家进一步了解自然避孕法，同时呈现有爱有趣的漫画故事哟！

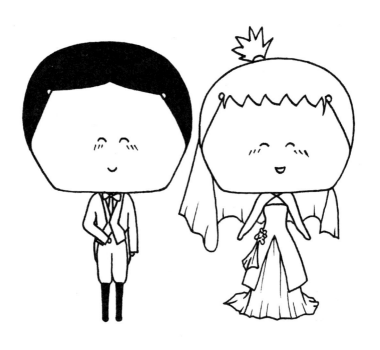

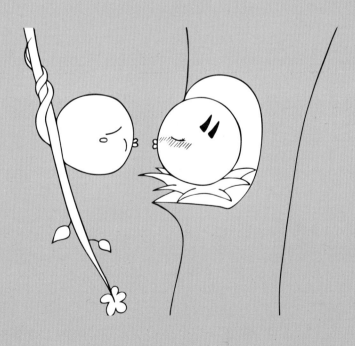